Oberender/Fleischmann

Gesundheitspolitik

Zukunft der Sozialen Marktwirtschaft

Herausgegeben von der Ludwig-Erhard-Stiftung e.V.

Bd. 3

Die Schriftenreihe der Ludwig-Erhard-Stiftung, „Zukunft der Sozialen Marktwirtschaft", soll Orientierungshilfen und Handlungsempfehlungen geben. Sie wendet sich gleichermaßen an die praktische Politik wie an politisch interessierte Leser.

Peter O. Oberender
Jochen Fleischmann

Gesundheitspolitik in der Sozialen Marktwirtschaft

Analyse der Schwachstellen und
Perspektiven einer Reform

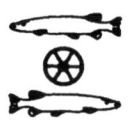 Lucius & Lucius · 2002

Anschrift der Autoren:

Prof. Dr. Peter Oberender
Jochen Fleischmann
Universität Bayreuth / LS f. VWL
Universitätsstr. 30
95440 Bayreuth

Ludwig-Erhard-Stiftung
Johanniterstr. 8
53113 Bonn
Redaktion: Berthold Barth

Die Deutsche Bibliothek – CIP-Einheitsaufnahme

Oberender, Peter:
Gesundheitspolitik in der Sozialen Marktwirtschaft : Analyse der Schwachstellen und Perspektiven einer Reform / Peter Oberender ; Jochen Fleischmann. – Stuttgart : Lucius und Lucius, 2002

    (Zukunft der Sozialen Marktwirtschaft ; Bd. 3)
    ISBN 3-8282-0225-X

© Lucius & Lucius Verlagsgesellschaft mbH, Stuttgart 2002
   Gerokstr. 51, D-70184 Stuttgart
   www.luciusverlag.com

Das Werk einschließlich aller seiner Teile ist urheberrechtlich geschützt. Jede Verwertung außerhalb der engen Grenzen des Urheberrechtsgesetzes ist ohne Zustimmung des Verlages unzulässig und strafbar. Das gilt insbesondere für Vervielfältigung, Übersetzungen, Mikroverfilmungen und die Einspeicherung, Verarbeitung und Übermittlung in elektronischen Systemen.

Gedruckt auf alterungsbeständigem Papier

Druck und Einband: Thomas Müntzer, Bad Langensalza

Printed in Germany

Inhalt

I. Zur Orientierung 9

II. Schwachstellenanalyse:
   Woran krankt das deutsche Gesundheitswesen? 15
   1. Eine Bilanz der Kostendämpfungspolitik 18
   2. Das Grundproblem: Falsch gesetzte Anreize 27
       2.1 Einige Grundlagen 29
       2.2 Austauschbeziehungen im Gesundheitswesen 33
       2.3 Nachfrageseitige Anreize 36
           a) Konstruktionsprinzipien der GKV 37
           b) Freifahrerverhalten 40
           c) Moral hazard 41
       2.4 Angebotsseitige Anreize 45
           a) Ambulante Versorgung 46
           b) Stationäre Versorgung 57
           c) Sektorale Trennung 63
           d) Korporatismus 64
       2.5 Defizite bei Krankenkassen 68
       2.6 Gesundheit auf politischen Marktplätzen 72
       2.7 Zwischenfazit 73
   3. Äußere Einflüsse 76
       3.1 Demographische Entwicklung 77
       3.2 Medizinisch-technischer Fortschritt 79
       3.3 Marktöffnung 83
       3.4 Zwischenfazit 86

III. **Gesundheit und Gesundheitswesen in ökonomischer Perspektive: Die grundlegende Systemfrage** 89

   1. Gesundheit und Ökonomie 91

   2. Steuerungsebenen 97

      2.1 Globalsteuerung 98

      2.2 Steuerung auf der Mesoebene 100

      2.3 Dezentrale Steuerung 101

   3. Reformperspektive:
Wie soll das Gesundheitswesen in einer freiheitlich-marktwirtschaftlichen Gesellschaft gesteuert werden? . 103

      3.1 Ziele der Gesundheitspolitik 104

      3.2 Individualprinzip und Patientensouveränität 106

      3.3 Soziale Ordnungspolitik 113

IV. **Ein zukunftsfähiges Gesundheitswesen in Deutschland** 117

   1. Reformstrategie 118

   2. Neudefinition der Solidarität 124

   3. Neugestaltung des Versicherungsverhältnisses 128

      3.1 Verpflichtende Grundversicherung
und freiwillige Zusatzversicherung 129

      3.2 Wettbewerb und Solidarität
im Regelleistungsbereich 132

          a) Einkommensabhängige Beiträge
mit Risikostrukturausgleich 133

          b) Aktuarische Prämien
und Versicherungsentgelt 139

      3.3 Einige organisatorische Konsequenzen 147

    4. Neugestaltung der Angebotsseite 149

        4.1 Die Anbieter
            in liberalisierten Vertragsbeziehungen 150

        4.2 Selektives Kontrahieren
            und die Zukunft des Korporatismus 156

        4.3 Transparenz 157

        4.4 Ambulante Versorgung 160

        4.5 Krankenhäuser 161

    5. Europäische Perspektive 163

V. Schlussbetrachtungen 171

Literatur 173

I. Zur Orientierung

Das deutsche Gesundheitswesen hat sich in den vergangenen Jahren und Jahrzehnten zur politischen Dauerbaustelle entwickelt: Eine Reform jagt die andere, Gesundheitspolitiker kommen und gehen. Sucht man aber nach dauerhaften Erfolgen gesundheitspolitischen Handelns, so wird man sehr schnell enttäuscht. Die tagtäglichen Meldungen über neue Krisensymptome und politische Feuerwehreinsätze zu ihrer Bekämpfung reißen nicht ab. Finanzielle Engpässe, drückende Beitragslasten, Versorgungslücken, mangelhafte Qualität und Einkommenseinbußen für die Leistungserbringer stehen auf der Tagesordnung. Gerät das einst so hochgelobte deutsche Gesundheitswesen immer mehr auf den absteigenden Ast und bedroht zunehmend den Standort Deutschland? Wird der einzelne Patient auch in Zukunft noch ausreichend medizinisch versorgt werden? Steuert Deutschland auf eine Zwei-Klassen-Medizin oder gar auf amerikanische Verhältnisse zu? Allein die Tatsache, dass solche Fragen gestellt werden müssen, verdeutlicht den Vertrauensverlust, den das deutsche Gesundheitssystem derzeit erleidet.

Die verantwortlichen Gesundheitspolitiker haben schon mehrmals versucht, diese Abwärtstendenz mit ehrgeizigen und hoffnungsvollen Reformprojekten aufzuhalten und umzukehren. Doch der große Wurf ist bisher noch niemandem gelungen. Regelmäßig werden wohlgemeinte Reformansätze in den Interessenkonflikten der Akteure des Gesundheitssystems zerrieben. Andere bewirken am Ende genau das Gegenteil ihrer eigentlichen Absichten. Die bisherige Gesundheitspolitik vermittelt den Eindruck von Orientierungslosigkeit und scheint wenig geeignet, das Vertrauen der Bürger in das Gesundheitswesen und seine Leistungsfähigkeit wiederherzustellen.

Was offensichtlich fehlt, ist eine langfristig tragfähige Reformperspektive. Eine solche Reformperspektive sollte nicht nur Symptombehandlung im Auge haben und schon gar nicht darauf bauen, Interessengruppen gegeneinander auszuspielen.

Vielmehr sollte sie – bei konsequenter Umsetzung – allen Beteiligten realistische Zukunftschancen bieten und das Gesundheitswesen in einen Zustand überführen, der nicht ständige politische Reparaturmaßnahmen erfordert. Das bedeutet aber: Die Debatte um eine Reform des Gesundheitswesens darf sich nicht darauf verengen, nur Kosten zu senken und Sozialleistungen abzubauen. Vielmehr ist aufzuzeigen, wie sich die Interessen von Bürgern (als Patienten oder Versicherte), Leistungserbringern und Versicherungen wechselseitig ergänzen können, um eine angemessene, am Patienten orientierte Versorgung mit Gesundheitsleistungen zu gewährleisten. Eine solche Perspektive mitsamt einiger konkreter Umsetzungsvorschläge sollen in diesem Band systematisch entwickelt werden.

Auf zwei Dinge ist schon vorab hinzuweisen: Zum einen soll hier bewusst nicht nur in den engen Systemgrenzen des gegenwärtig existierenden Gesundheitswesens gedacht werden. Eine derartige Beschränkung – bei vielen Akteuren und Politikern derzeit feststellbar – würde den Blick in unsachgemäßer Weise verengen und dem Betrachter unnötige Denkverbote auferlegen. Zum anderen wird hier argumentiert, dass die Wirtschaftswissenschaften geeignet sind, das theoretische Fundament einer langfristig tragfähigen Perspektive zu liefern.

Viele meinen: Gesundheit und Wirtschaft – das passe nicht zusammen. Es seien unvereinbare Gegensätze. Sie fragen: Sollen nun auch die letzten Bereiche menschlichen Lebens vom Diktat der Ökonomie beherrscht werden? Soll die Gesundheit, das „höchste" Gut des Menschen, der Profitgier verantwortungsloser Finanzakrobaten unterworfen werden? Solche Fragen und Bedenken beruhen auf der Vorstellung, Gesundheit sei das höchste Gut, sie habe daher keinen Preis und dürfe nicht unter ökonomischen Gesichtspunkten (d.h. Kosten-Nutzen-Gesichtspunkten) betrachtet werden. Wie sähe aber die Welt aus, wenn dieser Denkansatz zur Maxime der Gesundheitspolitik würde? Alle Ressourcen einer Volkswirtschaft müssten unweigerlich ins Gesundheitswesen fließen. Politiker, Versicherungen und Leistungserbringer stünden in der Pflicht, ohne Rücksicht auf Kosten jede erdenkliche medizinische Maßnahme einzusetzen, um Gesundheit zu erhalten und wiederherzustellen. Wie offenkundig absurd das ist, leuchtet sofort ein. Und auch die gesundheitspolitische Realität sieht anders aus: Seit Jahren streben Gesundheitspolitiker danach, Leistungen einzuschränken (Rationierung) und Verschwendung einzudämmen (Rationalisierung) – die Maxime „Gesundheit als höchstes Gut" spielt dabei eine eher untergeordnete Rolle.

Würde der ökonomische Denkansatz von vorneherein aus der gesundheitspolitischen Debatte ausgeschlossen, so würden viele sinnvolle Lösungsansätze für die Probleme des Gesundheitswesens aus dem Blickfeld verbannt. Schließlich soll hier nicht einer blinden Ökonomisierung des Gesundheitswesens im Stile eines Wild-West-Kapitalismus das Wort geredet werden. Vielmehr will die Ökonomik – zumindest in ihrer klassischen Tradition – aufzeigen, wie gesellschaftliches Wirtschaften in einer komplexen Welt mit knappen Gütern zu organisieren ist. Es soll Menschen ermöglicht werden, persönlich empfundene Knappheitszustände durch Kooperation und Tausch im arbeitsteiligen Zusammenhang einer Gesellschaft zu überwinden. An dieser Stelle sollten nun auch die Akteure des Gesundheitswesens aufhorchen: Auch Gesundheit und Gesundheitsleistungen sind knappe Güter. Wenn dem aber so ist, dann kann Ökonomik als Wissenschaft sinnvolle Hinweise geben, wie eine Gesellschaft mit dem Problem der Gesundheitsversorgung umgehen kann. In knapp vier Jahrzehnten gesundheitsökonomischer Forschung sind zu diesem Themenkreis viele Ideen entwickelt worden, die es wert sind, genauer betrachtet und beachtet zu werden.[1]

---

1 Ihren Ausgangspunkt nahm die gesundheitsökonomische Forschung mit dem Aufsatz von *Arrow* (1963). Einen umfassenden Überblick des aktuellen Stands der theoretischen Gesundheitsökonomik geben *Culyer* und *Newhouse* (2000a; 2000b). Ein Standardlehrbuch zur Gesundheitsökonomie ist *Breyer* und *Zweifel* (1997). In

Dieser Band will einige dieser Ideen genauer vorstellen und aufzeigen, wie sie dazu beitragen können, ein zukunftsfähiges Gesundheitswesen zu gestalten. Um zu wissen, wo eine Reform ansetzen muss, und um die Tragfähigkeit dieser Ideen beurteilen zu können, müssen zunächst die Mängel des deutschen Gesundheitswesens bekannt sein. Diese sollen in Kapitel II aufgezeigt werden. Dabei wird sich zeigen, dass die Konstruktionsprinzipien des deutschen Gesundheitswesens den Akteuren falsche Verhaltensanreize setzen. Sie werden angeregt, verschwenderisch mit gesellschaftlichen Ressourcen umzugehen, ohne es eigentlich zu wollen. Infolge dessen wird das Gesundheitswesen zum volkswirtschaftlichen Problemfall.

Wie aber muss dieser Problemfall therapiert werden? Um diese Frage beantworten zu können, ist eine Theorie notwendig. Diese Theorie muss Auskunft darüber geben, wie das individuelle Handeln von Ärzten, Patienten und andern im Gesundheitswesen involvierten Personen systematisch mit den Ergebnissen, die das Gesundheitswesen hervorbringt (z.B. Qualität, Ausgabenniveau), verknüpft ist. Wenn man weiß, welche Mechanismen (Anreize genannt) hier am Werk sind, fällt es leichter, eine Reformperspektive zu entwickeln, die die aktuellen Strukturprobleme des Gesundheitswesens vermeiden hilft. Das ist Inhalt von Kapitel III. In diesem Kapitel ist nicht beabsichtigt, die Theorie der Gesundheitsökonomik vertieft zu behandeln. Vielmehr sollen in einfacher Form grundlegende Steuerungsansätze dargelegt werden. Unter Berücksichtigung der Ziele, die in einer freiheitlich-demokratischen Gesellschaft mit dem Gesundheits-

---

Deutschland fasste die Gesundheitsökonomik als eigenständiger Forschungszweig Ende der 70er Jahre Fuß. Als Pioniere wirkten unter anderem die Ökonomen *Gérard Gäfgen*, *Philipp Herder-Dorneich* und *Theo Thiemeyer*. Für Verbreitung gesundheitsökonomischer Ideen im deutschsprachigen Raum sorgten insbesondere die gesundheitsökonomischen Kolloquien der Robert-Bosch-Stiftung (seit 1978). Gelehrt wurde die Gesundheitsökonomik als reguläres Prüfungsfach erstmals im Jahre 1984 an der Universität Bayreuth.

wesen verbunden werden, wird ein systemtragender Steuerungsmechanismus als Reformperspektive ausgewählt. Gleichzeitig soll gezeigt werden, wie leistungsfähig der ökonomische Ansatz ist, wenn es darum geht, die Anreizprobleme des Gesundheitswesens zu lösen und diesen Sektor zum Wachstumsmarkt werden zu lassen.

Während Kapitel III die Richtung einer Reform vorgibt, setzt Kapitel IV diese Richtungsentscheidung in konkrete Schritte um. Kapitel IV enthält die Skizze eines zukunftsfähigen Gesundheitswesens in Deutschland. Im Kern geht es darum, das Verhältnis von Wettbewerb und Solidarität im Gesundheitswesen neu zu bestimmen. Dazu notwendige politische Maßnahmen werden genauso aufgezeigt wie die Folgen für Patienten, Versicherungen und Leistungserbringer. Die europäische Perspektive – in einem zusammenwachsenden Europa für das Gesundheitswesen immer wichtiger – darf ebenfalls nicht vergessen werden.

II. Schwachstellenanalyse: Woran krankt das deutsche Gesundheitswesen?

Die Tatsache, dass das deutsche Gesundheitswesen krank ist und einer Therapie bedarf, ist schon fast zum Gemeinplatz geworden. Sie wird nur noch selten ernsthaft bestritten. Dennoch gehen die Ansichten über die Ursachen dieser Krankheit (und damit auch über die anzuwendende Therapie) weit auseinander. Die Eindrücke, die der interessierte Beobachter aus der öffentlichen Diskussion gewinnt, sind daher vielfältig und widersprüchlich. Deutlich wird das vor allem dann, wenn das Gesundheitswesen einerseits als Kostenfaktor gesehen wird, andererseits aber auch als Wachstumsmotor zukünftige wirtschaftliche Entwicklung vorantreiben soll.

Die Einschätzung, das Gesundheitswesen sei ein gesamtwirtschaftlicher Kostenfaktor, war in den vergangenen Jahren und Jahrzehnten das dominierende Moment der Gesundheitspolitik. Sie hat ihren Niederschlag in dem Schlagwort „Kostenexplosion" gefunden. Das Gesundheitswesen sei zu teuer, heißt es; es nehme zu viele Ressourcen in Anspruch, schwäche den Standort Deutschland und gefährde Arbeitsplätze. Politiker aller Parteien haben daher vielfältige Versuche unternommen, die Gesundheitsausgaben zu begrenzen. Gelungen ist dies aber bisher noch niemandem. Ganz im Gegenteil: Wenn man nach der Rasenmähermethode kürzt, schafft man Unzufriedenheit im und mit dem System, lädt die Interessengruppen ein, sich wechselseitig die Schuld an Fehlentwicklungen zuzuschieben und heizt schließlich Verteilungskämpfe um die immer knapper werdenden öffentlichen Mittel an. Viele Beteiligte beurteilen die Leistungsfähigkeit des deutschen Gesundheitswesens mittlerweile skeptisch. War man noch vor einigen Jahren felsenfest davon überzeugt, das deutsche Gesundheitswesen sei das „beste der Welt", gar ein Exportmodell, so ist man mit solchen Äußerungen vorsichtig geworden. Viele sind heute eher davon überzeugt, dass das Gesundheitswesen nicht das leistet, was es eigentlich leisten könnte (und sollte).

Warum ist das Gesundheitswesen gleichzeitig aber auch Wachstumsmotor? Gesundheit nimmt bei vielen Menschen einen immer höheren Stellenwert ein. Gesundheit ist dabei nicht mehr nur Abwesenheit von Krankheit, sondern umfassendes körperliches und seelisches Wohlbefinden. Zudem rückt immer mehr ins Bewusstsein, dass Gesundheit unabdingbare Voraussetzung für die Entfaltung produktiver Kräfte in modernen, humankapitalintensiven Wirtschaftsprozessen ist. Die Nachfrage nach Gesundheitsdienstleistungen steigt also. Als Folge ist ein Strukturwandel zugunsten des Gesundheitssektors zu erwarten, der es möglich macht, die dort vorhandenen Angebotskapazitäten auszulasten und auszuweiten. Das wirft aber unmittelbar die Frage auf, wie sich dieses Wachstumspotential entfalten soll, wenn die Gesundheitspolitik es als ihre vordringlichste Aufgabe ansieht, die Ressourcen, die dem Gesundheitssektor zur Verfügung stehen, zu kürzen.

Diese diffuse Gemengelage ist zunächst verwirrend. Was offensichtlich fehlt, ist eine sorgfältige Problemanalyse, die jenseits aller Kostendämpfungs-Rhetorik aufzeigt, woran das Gesundheitswesen eigentlich krankt und wie es zu der gegensätzlichen Einschätzung „Kostenfaktor versus Wachstumsmarkt" kommen kann. In diesem Kapitel soll eine solche Problemanalyse durchgeführt und damit die Grundlage für Reformvorschläge gelegt werden.

Einige Abgrenzungen vorneweg: Mit „Gesundheitswesen" werden alle Einrichtungen und Personen bezeichnet, die Gesundheit erhalten oder verbessern.[2] Hinzu kommen Einrichtungen, die es sich zur Aufgabe gemacht haben, Personen gegen das

---

2 Darunter fallen neben der eigentlichen Behandlung auch die Versorgung mit Arznei- und Heilmitteln, die Prävention, die Gesundheitsförderung, die Rehabilitation, die Pflege und die Ausbildung in diesen Bereichen.

mit Krankheiten verbundene Risiko abzusichern (Einkommensausfälle, Kosten von Behandlungen). Die hier angestrebte Problemanalyse deckt nicht das Gesundheitswesen in seiner Gesamtheit ab. Sie konzentriert sich auf die Gesetzliche Krankenversicherung (GKV) und die von ihr finanzierten Gesundheitsleistungen. Zwei Zahlen mögen es rechtfertigen, den Schwerpunkt so zu setzen: Zirka 90 Prozent der Bevölkerung sind in der Gesetzlichen Krankenversicherung versichert. Für sie stellt die GKV die maßgebliche Absicherung gegen Krankheitsrisiken dar; eine weiter gehende Versicherung findet häufig nicht statt. Zudem ist die Gesetzliche Krankenversicherung der bedeutendste Finanzier von Gesundheitsleistungen. So hat die Gesetzliche Krankenversicherung im Jahr 1998 56,1 Prozent der Gesundheitsausgaben getragen (231,7 Mrd. Mark), bei weitem mehr als alle anderen Ausgabenträger.[3]

Die Gesetzliche Krankenversicherung ist also die dominierende Organisation im Gesundheitswesen. Ist die Gesetzliche Krankenversicherung falsch konstruiert, so hat das gesamte Gesundheitswesen darunter zu leiden. Reformen müssen daher zuallererst bei der Gesetzlichen Krankenversicherung ansetzen. Das soll nicht heißen, dass die Private Krankenversicherung keine Schwierigkeiten hätte.[4] Die Private Krankenversicherung in ihrer jetzigen Form kann in keinem Fall als das Gegenmodell gesehen werden, das geeignet ist, ein zukunftsfähiges Gesundheitswesen zu errichten. Eine Reform muss also über die engen

---

3 Die privaten Haushalte haben 11 Prozent (45,5 Mrd. DM) getragen, die öffentlichen Haushalte 8,4 Prozent (34,6 Mrd.), die PKV 7,7 Prozent (31,7 Mrd.), die Gesetzliche Pflegeversicherung 7 Prozent (28,8 Mrd.), die Arbeitgeber 4,1 Prozent (16,9 Mrd.), private Organisationen ohne Erwerbszweck 2,4 Prozent (10 Mrd.), die gesetzliche Unfallversicherung 1,7 Prozent (6,9 Mrd.), und die gesetzliche Rentenversicherung 1,6 Prozent (6,7 Mrd.). Vgl. dazu *Statistisches Bundesamt* (2001), S. 3.

4 Vgl. zu den spezifischen Problemen der PKV *Thielbeer* (1999).

Grenzen beider Systeme hinausgehen; die spezifischen Probleme der Privaten Krankenversicherung sollen hier aber nur am Rande erwähnt werden.

Die Gesetzliche Krankenversicherung ist eine kollektive Zwangsversicherung. Ihr Ziel ist, die Bevölkerung bedarfsgerecht und angemessen mit Gesundheitsleistungen zu versorgen. Dabei soll das Einkommen des Einzelnen keine Rolle spielen (Solidarität). Jeder Versicherte hat einen vom Prinzip her unbeschränkten Leistungsanspruch. Die These, die es im Folgenden zu entwickeln gilt, lautet: Die Gesetzliche Krankenversicherung als Kern des deutschen Gesundheitswesens ist so konstruiert, dass angesichts der äußeren Einflüsse, denen das Gesundheitswesen ausgesetzt ist (z.B. demographischer Wandel) Fehlsteuerungen zwangsläufig auftreten mussten: Innere Konstruktionsprinzipien und äußere Einflüsse haben also zusammengewirkt und das Gesundheitswesen in die Krise geführt.

1. Eine Bilanz der Kostendämpfungspolitik

Will man den Schwierigkeiten des Gesundheitswesens auf den Grund gehen, so ist es sinnvoll, zunächst einen Blick darauf zu werfen, was gesundheitspolitische Initiativen der vergangenen Jahre eigentlich erreicht haben. Aus deren Erfolg (oder besser: Misserfolg) lassen sich dann entsprechende Lehren ziehen. Die Bilanz, das sei schon vorab gesagt, ist ernüchternd: Die Gesundheitspolitik – seit den 70er Jahren ist vorwiegend von Kostendämpfungspolitik die Rede – hat ihre Ziele weitgehend nicht erreicht. Der Grund: Die Gesundheitspolitik hat sich vorwiegend auf Symptombehandlungen verlegt und die Ursachen der Probleme des Gesundheitswesens nicht systematisch bekämpft.[5]

---

5 Eine ausführliche Bilanz deutscher Gesundheitspolitik findet sich bei *Oberender* und *Zerth* (2001).

Bis in die 70er Jahre hinein ist die Ausgabenentwicklung der Gesetzlichen Krankenversicherung als unproblematisch empfunden worden. Die Gesundheitspolitik sah es bis dahin als wichtige Aufgabe an, die Leistungen und den Versichertenkreis der Gesetzlichen Krankenversicherung auszuweiten. Die GKV musste die Finanzmittel für ihr erweitertes Tätigkeitsfeld bereitstellen. Man nennt das auch ausgabenorientierte Einnahmenpolitik. Eine Kehrtwende war ab Mitte der 70er Jahre zu beobachten. Mehr und mehr rückte die Tatsache ins öffentliche Bewusstsein, dass eine solche Politik auf Dauer nicht durchzuhalten ist. Damals wurde der Begriff der Kostenexplosion geprägt. Die Politik ist seitdem entschlossen, diesem Phänomen entgegenzusteuern und die Ausgabenentwicklung der GKV in den Griff zu bekommen. Das Ziel der Beitragssatzstabilität[6] ist damit in den Vordergrund getreten. Heute ist sogar die Rede vom Primat der Beitragssatzstabilität; ein weiteres Ansteigen der Beiträge zur Gesetzlichen Krankenversicherung soll unter allen Umständen vermieden werden.

Dem (rein fiskalischen) Ziel der Beitragssatzstabilität werden derzeit faktisch alle anderen Ziele untergeordnet – insbesondere auch das Ziel einer effizienten und bedarfsgerechten Versorgung. Denn mittlerweile wird Beitragssatzstabilität mit Hilfe von Budgets durchgesetzt. Budgets begrenzen die von der GKV getragenen Gesundheitsausgaben durch eine politisch gesetzte Obergrenze. Aspekte der Wirtschaftlichkeit oder der nachfragegerechten Versorgungsstruktur spielen dabei nicht notwendigerweise eine Rolle. Die Ausrichtung der Gesundheitspolitik hat sich im Vergleich zu den 70er Jahren vollständig gewandelt. Die Gesetzliche Krankenversicherung wird derzeit von

---

6 Daneben werden als weitere Ziele der Gesundheitspolitik die Sicherung einer notwendigen medizinischen Versorgung und die angemessene Vergütung ärztlicher Leistungen angesehen (vgl. ausführlich *Sachverständigenrat für die Konzertierte Aktion im Gesundheitswesen* 1995, S. 47ff.).

einer an den Einnahmen orientierten Ausgabenpolitik dominiert.

Was hat Gesundheitspolitiker bewogen, diese Kehrtwende zu vollführen? Der Richtungswechsel wird verständlich, wenn man bedenkt, wie sich die Sozialversicherungsbeiträge[7] im Allgemeinen, die Krankenversicherungsbeiträge im Speziellen sowie die Gesundheitsausgaben insgesamt und der Gesetzlichen Krankenversicherung entwickelt haben. Folgende Tabelle zeigt einige Kennzahlen dieser Entwicklung:

Ausgewählte Daten zur Entwicklung des Gesundheitswesens						
	1950	1960	1970	1980	1990	2000
Beitragssatz zur Gesetzl. Krankenversicherung in %	5,8	7,8	8,2	11,4	12,3	13,7
Beitragssatz zur Sozialversicherung insgesamt in %	19,8	23,8	26,5	32,4	35,3	41,1
Anteil der Gesundheitsausgaben am BIP in %	–	4,7	6,5	9,2	9,3	10,8
GKV-Ausgaben in Mrd. DM[1]	–	12	25	90	142	212 261[2]
1 Altes Bundesgebiet; 2 Gesamtes Bundesgebiet Quelle: Bundesministerium für Gesundheit						

Beitragssätze und Ausgaben haben offenbar massiv expandiert. In den 70er Jahren sind die Ausgaben der Gesetzlichen Krankenversicherung zum Teil jährlich um zweistellige Prozentsätze gewachsen (z.B. 1971 um 24 Prozent). Man geht zum Teil sogar soweit, die kontinuierliche Ausdehnung der Ausgaben als Kosten- bzw. Ausgabenexplosion zu bezeichnen.

---

7 Neben der Krankenversicherung sind dies die Rentenversicherung, die Arbeitslosenversicherung und die Pflegeversicherung.

Die Beitragssatzentwicklung zeigt, dass der deutsche Sozialstaat und die Gesetzlichen Krankenversicherung derzeit an ihre finanziellen Grenzen stoßen. Daraus entsteht gesellschaftspolitischer Sprengstoff in zweierlei Hinsicht: Steigende Beiträge zu staatlichen Zwangsversicherungssystemen bedeuten, dass immer weniger Mittel für die Erfüllung individueller Bedürfnisse bleiben. Die Akzeptanz des solidarisch finanzierten Sozialversicherungssystems schwindet damit. Das gilt umso mehr, als es sich dabei häufig um Leistungsverpflichtungen handelt, bei denen eine Gegenleistung nicht immer unmittelbar erkennbar ist. Eine schleichende Erosion der Systeme der sozialen Sicherung ist also zu befürchten.

Unmittelbar spürbar werden die Probleme der gestiegenen Sozialversicherungsbeiträge am Arbeitsmarkt. Das liegt an einem spezifischen Konstruktionsmerkmal des deutschen Sozialstaates. Die Beiträge zu den Sozialversicherungen setzen nämlich ausschließlich am Erwerbseinkommen aus abhängiger Beschäftigung an. Der zu zahlende Beitrag ist dabei einkommensproportional, d.h., alle Arbeitnehmer müssen einheitlich einen bestimmten Prozentsatz ihres Einkommens an die Gesetzliche Krankenversicherung abführen. Eine Hälfte des monatlich fälligen Beitrages zahlt der Arbeitnehmer, die andere Hälfte der Arbeitgeber. Dass sich Beschäftigter und Arbeitgeber den Beitrag zur Hälfte teilen, wird gemeinhin als Ausdruck der Solidarität empfunden. Die Folge ist jedoch, dass die Sozialversicherungsbeiträge direkt in die Lohnnebenkosten eingehen. Beitragserhöhungen haben zur Folge, dass der Preis, den Arbeitgeber für den Einsatz des Faktors Arbeit zu zahlen haben, automatisch steigt. Für den Arbeitgeber wird der Einsatz von Arbeit tendenziell unattraktiv. Das gilt umso mehr in einer Welt, die von zunehmender internationaler Standortkonkurrenz geprägt ist. Unternehmen und das darin gebundene Kapital sind weltweit mobil und suchen den Standort, der ihnen die günstigsten Beschäftigungsbedingungen bietet. In aufstrebenden Ländern bieten Arbeitskräfte, die über ähnliche Qualifikationen verfügen wie Arbeitskräfte in Industrieländern, ihre Dienste zu wesentlich günstigeren Preisen an. Dieses Bild vom blitzschnell wandernden Kapital ist zwar übertrieben (schließlich spielen hier noch viele andere Faktoren eine Rolle). Jedoch ist nicht von der Hand zu weisen, dass der Konkurrenzdruck international zugenommen hat.

Steigende Sozialversicherungsbeiträge werden sehr schnell zum Standort- und Arbeitsmarktrisiko, und unbestreitbar sind übersteigerte Beiträge eine Ursache (unter anderen) der hohen Arbeitslosigkeit in Deutschland. Steigt aber die Arbeitslosigkeit, so fallen Beschäftigte als Zahler von Beiträgen an die Sozialversicherungen weg – ihre Gesundheitsausgaben werden aber weiterhin über die Gesetzliche Krankenversicherung finanziert. Das bedeutet, gleiche Finanzlasten verteilen sich auf weniger Beitragszahler. Die Folge: Die Beiträge zu den Sozialversicherungen steigen erneut. Ein Teufelskreis kommt in Gang. Die gestiegenen Sozialversicherungsbeiträge machen den Faktor Arbeit weiter unattraktiv; das Ausmaß der Arbeitslosigkeit erhöht sich tendenziell. Diese unselige wechselseitige Abhängigkeit von Arbeitsmarkt und Sozialstaat ist ein nach wie vor ungelöstes Problem deutscher Wirtschafts- und Sozialpolitik.

Ist es der Gesundheitspolitik gelungen, Abhilfe zu schaffen? Erstmals wurde der Paradigmenwechsel von der ausgabenorientierten Einnahmenpolitik hin zur „einnahmenorientierten Ausgabenpolitik" 1977 vollzogen, als das „Krankenversicherungs-Kostendämpfungsgesetz" in Kraft trat. Seitdem hat eine Unzahl von Reformversuchen, die sich in einer wahren Flut von Gesetzen und Regelungen niedergeschlagen haben, versucht, dieser Ausgabenentwicklung Herr zu werden. Die Ergebnisse sind ernüchternd. Völlig unabhängig davon, ob man das Gesundheitsreformgesetz von 1988, das Gesundheitsstrukturgesetz von 1992 oder die Gesundheitsreform 2000 – um nur die wichtigsten Ansätze zu nennen – betrachtet, nachhaltig hat keine dieser Maßnahmen die Strukturen des deutschen Gesundheitswesens verbessert.

Die Reformversuche sollen hier nicht in allen Einzelheiten dargestellt und bewertet werden. Anzumerken ist aber: Alle Reforminitiativen bestanden und bestehen jeweils aus vielen unterschiedlichen, sich zum Teil widersprechenden und nicht aufeinander abgestimmten Einzelmaßnahmen. Es finden sich Ansätze, die auf mehr Eigenverantwortung, individuelle Vorsorge und Wettbewerb setzen (z.B. die Einführung der Kassenwahlfreiheit im Zuge des Gesundheitsstrukturgesetzes), genauso wie Versuche, die Ausgabenentwicklung im Gesundheitswesen durch staatliche Steuerung in den Griff zu bekommen (z.B. die Budgetierung von Ausgaben). Eine klare Reformperspektive, also eine Vorstellung von einem langfristig überlebensfähigen Gesundheitswesen, fehlt diesen Reformvorhaben weitgehend.

Entgegen aller Liberalisierungs-Rhetorik hat man nur in sehr begrenztem Umfang auf mehr Eigenverantwortung gesetzt. Nur zwei Reformmaßnahmen lassen sich als Schritte hin zu einer ernsthaften Dezentralisierung der Strukturen des Gesundheitswesens verstehen: Zum einen war dies die Einführung der Kassenwahlfreiheit der Versicherten vom Jahre 1996 an (durch das Gesundheitsstrukturgesetz). Zum anderen wurden im Rahmen der Neuordnungsgesetze von 1997 Erprobungsregelungen für neuartige Versorgungsformen eingeführt (Modellvorhaben bzw. Strukturverträge). Allerdings sind beide Reformversuche unvollendet geblieben. Eine Ergänzung der Wahlfreiheit der Versicherten durch mehr unternehmerische Freiheiten für die Versicherungen ist ausgeblieben. Die Erprobungsregelungen stehen immer noch unter starkem Einfluss der korporatistisch organisierten Selbstverwaltung.[8]

Der Großteil der Maßnahmen erschöpfte sich in Versuchen, die Ausgaben durch direkte staatliche Eingriffe zu begrenzen. Erfolgreich waren diese auf Kostendämpfung fokussierten punktuellen Eingriffe aber nicht. Es ist nur für kurze Zeit gelun-

---

[8] Vgl. z.B. *Monopolkommission* (1998), S. 319f. und *Okruch* (2001), S. 127.

gen, den Anstieg der Ausgaben zu bremsen. Das war z.B. im Anschluss an das Gesundheitsreformgesetz (1989) zu beobachten. Infolge dieses Gesetzes hat die Gesetzliche Krankenversicherung 1989 einen Einnahmenüberschuss von 9,7 Milliarden Mark, 1990 von 6,1 Milliarden Mark erzielt. Doch schon die Folgejahre brachten Rekorddefizite in Höhe von 5,6 Milliarden Mark bzw. 9,1 Milliarden Mark. Zudem waren kurz vor Inkrafttreten des Gesundheitsreformgesetzes Vorzieheffekte zu beobachten. Sie äußerten sich in einem außergewöhnlich starken Ansteigen der Gesundheitsausgaben. So besehen werden die Einsparungserfolge noch fraglicher, als sie ohnehin schon sind.[9] Offensichtlich hat man zu optimistisch auf die Wirksamkeit staatlicher Eingriffe vertraut und deren Nebenwirkungen übersehen. Als Folge war man häufig damit beschäftigt, ungewollte Auswirkungen politischer Eingriffe durch erneute politische Eingriffe zu beseitigen. Das gesundheitspolitische Handeln ist offenbar in eine Interventionsspirale geraten. Wie eine solche Interventionsspirale funktioniert, zeigt folgendes Beispiel aus der ambulanten Versorgung.[10] Welche Gegenleistung Ärzte für ihre Behandlungs-, Therapie- und Diagnoseleistungen erhalten, ist in einer verbindlichen Gebührenordnung festgelegt (Punktwerte). Ärzten ist es also nicht erlaubt, die Preise für ihre Dienste frei zu bestimmen. Da die Ärzte dennoch ihren Umsatz und damit auch ihr Einkommen erhöhen wollen, weiten sie die Menge ihrer Dienste aus. Aufgrund dieser Mengenausweitung nehmen die Ausgaben der Gesetzlichen Krankenversicherung im ambulanten Bereich zu. Die Gesetzliche Krankenversicherung reagiert, indem sie die Ausgaben budgetiert. Das begrenzt wiederum den Einkommensanstieg auf Seiten der Ärzte. Nun ist zu befürchten, dass die Ärzte aufgrund ihrer stagnierenden Ein-

---

9 Vgl. *Oberender* und *Daumann* (1997), S. 257ff.

10 Genauer wird dies unter 2.4 betrachtet. Vgl. auch *Oberender* und *Daumann* (1997), S. 242.

kommen nachlässig bei ihren Bemühungen werden, Qualität zu sichern. Der Gesetzgeber muss dieser Gefahr mit einer verstärkten Qualitätskontrolle begegnen; zudem werden verbindliche Diagnose- und Therapieleitfäden gefordert. Das Beispiel zeigt, wie ein punktueller Versuch, eine Fehlentwicklung zu bekämpfen, viele weitere Eingriffe nach sich zieht, die wiederum ungeplante Folgen haben und neue Eingriffe provozieren. Ein Blick auf die Aktivitäten des Gesetzgebers im Gesundheitswesen spricht hier Bände. So gab es von 1978 bis 1998 50 größere Gesetze und über 7000 Einzelverordnungen. Das Beispiel zeigt aber auch: Die tatsächliche Ursache der Fehlentwicklung (hier: die regulierte Gebührenordnung) wird durch all die Eingriffe nicht beseitigt. Das ist symptomatisch für eine Gesundheitspolitik, die sich vornehmlich um kurzfristige fiskalische Effekte kümmert.

Wo und wie soll aber die Gesundheitspolitik ansetzen? Oder anders gefragt: Sind hohe Gesundheitsausgaben per se ein volkswirtschaftliches Problem, oder gibt es nicht doch grundlegendere Probleme, die es zuerst zu bekämpfen gilt? Gerade Gesundheitsökonomen haben Politiker immer wieder davor gewarnt, sich einseitig auf Kostensenkung oder fiskalische Effekte auszurichten. Gesundheitsökonomen sind daher diejenigen, „die Gesundheitsausgaben nicht schon deshalb für zu hoch halten, weil sie hoch sind"[11]. Dennoch lässt die Mehrzahl der Gesundheitsökonomen nur selten ein gutes Haar an den Strukturen und Prozessen des deutschen Gesundheitswesens. Was sind ihre Kritikpunkte? Gesundheitsökonomen stört weniger das Gesamtniveau der Ausgaben für Gesundheit. Wohl aber monieren sie, dass das Gesundheitswesen nur in ungenügender Weise seine Aufgaben erfüllt und zahlreiche allokative und distributive Mängel aufweist: Es ist so organisiert, dass gesellschaftliche Ressourcen verschwendet werden. Auf der einen Seite nehmen Versi-

---

11 So *Ernst Helmstädter* in seiner Schlussansprache zur Jahrestagung des Vereins für Socialpolitik 1985 mit dem Titel „Ökonomie des Gesundheitswesens". Vgl. *Helmstädter* (1986), S. 657.

cherte das solidarisch finanzierte System über Gebühr in Anspruch. Auf der anderen Seite stellen die Leistungserbringer ein Angebot bereit, das nicht den Wünschen und Bedürfnissen der Patienten entspricht und zudem Qualitätsmängel aufweist. Man darf also den Blickwinkel nicht auf die Ausgabenexpansion verengen, sondern muss zuallererst die erheblichen Strukturdefizite im Auge haben. Oder anders ausgedrückt: Gesamtgesellschaftlich wird ein viel zu hoher Preis für die aktuell erbrachten (vielfach ungenügenden) Gesundheitsleistungen gezahlt.

Verschiedene Schwachstellen und Krisensymptome weisen auf solche Ineffizienzen hin.[12] Ein deutliches Indiz dafür, dass das deutsche Gesundheitswesen nur wenig zielgenau und unter Verschwendung von Ressourcen arbeitet, ist die Tatsache, dass Mangel- und Überflusssituationen bzw. Unter- und Überversorgung zur gleichen Zeit auftreten. Überversorgung existiert insbesondere im Bereich der Akut-Krankenhäuser. Die in Deutschland vorgehaltene (und häufig auch ausgelastete) Kapazität übertrifft die anderer Industrieländer bei weitem. Unterversorgung existiert beispielsweise im Bereich der psychosozialen Betreuung. Generelle Defizite existieren im Bereich der Gesundheitsförderung, der Prävention und der Qualitätssicherung. Auch wird häufig kritisiert, dass die Leistungserbringer zu kleinräumig orientiert und zu wenig spezialisiert sind. Die Folge ist, dass z.B. Operationsteams Operationen durchführen, die sie nicht hinreichend beherrschen. Gleichzeitig wird beklagt, dass die Potentiale von Hochleistungsmedizin nicht ausgeschöpft werden. Zudem erweist sich das Gesundheitswesen als notorisch unfähig, neue organisatorische Strukturen zu entwickeln. Eine zielorientierte Integration der ambulanten und stationären Versorgung (inklusive des Abbaus der in diesen Sektoren vorhandenen Überkapazitäten) wird zwar seit Jahren gefordert. Aber

---

12 Vgl. zum folgenden auch *Sachverständigenrat für die Konzertierte Aktion im Gesundheitswesen* (1995), S. 35ff. sowie die Hinweise bei *Oberender* und *Hebborn* (1994) und *Knappe* (2001).

diesen Forderungen folgen nur wenige Taten. Damit bleiben moderne Versorgungsformen auf der Strecke, die häufig an der Schnittstelle zwischen ambulantem und stationärem Sektor angesiedelt sind. Derartige Versorgungsformen werden als geeignet angesehen, die zunehmenden chronischen Krankheiten zielorientiert zu behandeln. Kurz gesagt: Die medizinische Versorgung der Bürger wird mit ungenügenden Strukturen durchgeführt; sie ist ineffizient, und ihr gelingt es nicht, sich an neue Herausforderungen (z.B. chronische Krankheiten) anzupassen.

Schon diese knappe Skizze macht deutlich, dass die Probleme des solidarisch finanzierten Gesundheitswesens vielschichtig sind. Es drängen sich mehrere Fragen auf: Warum orientieren sich die Leistungsanbieter nur in unzureichender Weise an Wünschen und Bedürfnissen der Patienten? Warum stellen sie keine angemessenen Angebotsstrukturen bereit? Warum üben die Patienten nicht mehr Kontrolle aus, und warum nehmen sie das Angebot trotz seiner Mängel so sehr in Anspruch, dass es zur Kosten- bzw. Ausgabenexpansion kommt? Und warum greifen schließlich Krankenkassen und Staat nicht viel stärker in diese Strukturen ein, um eine wirksame Neuorientierung herbeizuführen?

2. Das Grundproblem: Falsch gesetzte Anreize

Die Antwort auf diese Fragen muss in zwei Schritten gegeben werden. Der erste Schritt: Gesamtwirtschaftlich beobachtbare Phänomene wie Ausgabenexpansion oder Strukturdefizite im Gesundheitswesen resultieren immer aus dem Verhalten von Menschen. Man muss daher fragen: Welchen Anreizen sehen sich Menschen im Gesundheitssystem gegenüber? Welche Folgen haben diese Anreize für ihr individuelles Verhalten? Wie entstehen aus der Summe des Verhaltens vieler Individuen, ob Patienten, Ärzte oder verantwortliche Gesundheitspolitiker, gesamtwirtschaftliche Fehlentwicklungen?

Der zweite Schritt: Sind diese Anreizstrukturen identifiziert, so ist weiter zu fragen, ob es bestimmte verstärkende (oder auch abschwächende) Faktoren gibt, die nicht unmittelbar durch das Verhalten von Individuen beeinflussbar sind. Im Idealfall lassen sich innere Anreizstrukturen und äußere Einflussfaktoren voneinander trennen. Erst wenn beide Faktoren ausreichend analysiert sind, liegt ein vollständiges Bild der Probleme des Gesundheitswesens vor. Damit ist auch die Aufgabe von Reforminitiativen vorgezeichnet: Ihre Aufgabe ist es, die Anreizstrukturen so zu verändern, dass das Verhalten der Menschen und die äußern Einflussfaktoren in eine gesamtwirtschaftlich erwünschte Richtung gelenkt werden. Was dabei gesamtwirtschaftlich erwünscht ist (bzw. überhaupt erwünscht sein kann), wird noch zu diskutieren sein. Doch davor muss die Problemanalyse stehen, die Gegenstand der folgenden Abschnitte ist.[13]

Die Betrachtung der Anreizstrukturen im Gesundheitswesen folgt einer ganz bestimmten theoretischen Vorstellung über die Funktionsweise einer Gesellschaft und ihrer Teilsysteme. Diese Vorstellung besagt, dass es vor allem Regelsysteme (Institutionen) sind, die individuelles Handeln kanalisieren. Sind diese Regeln richtig gesetzt, so dient individuelles Gewinnstreben der Vermehrung gesamtgesellschaftlicher Wohlfahrt[14]; sind diese Regeln aber falsch gesetzt, so kommt es auch zu gesamtgesellschaftlich nachteiligen Ergebnissen. Und tatsächlich wird ein zentrales Ergebnis der folgenden Betrachtungen sein: Das Gesundheitswesen ist so konstruiert, dass Fehlentwicklungen zwangsläufig eintreten müssen – unabhängig davon, ob die Akteure dies wollen oder nicht. Dieses Denkmuster ist von einem

---

13 Vgl. zu den folgenden Ausführungen insbesondere *Oberender* und *Hebborn* (1994), S. 54ff.

14 Das ist auch der Inhalt des Bildes von der unsichtbaren Hand, das der schottische Moralphilosoph *Adam Smith* mit seinem – meist als Startpunkt moderner Ökonomik angesehenen – Werk „Wealth of Nations" (1776) bekannt machte.

Ordnungs- oder Institutionenökonomik genannten Zweig der Wirtschaftswissenschaften kultiviert worden. Wegen der zentralen Bedeutung der Ordnungsökonomik für diese Schrift, sollen einige grundlegende Denkfiguren kurz erläutert werden. Es dürfte dabei schnell deutlich werden, dass diese Denkmuster hohen Erklärungswert für die Probleme des Gesundheitswesens haben.

2.1 Einige Grundlagen

Ordnungsökonomik[15] beschäftigt sich damit, wie moderne arbeitsteilige Gesellschaften zu organisieren sind, um den Wohlstand für die Gesellschaftsmitglieder möglichst groß werden zu lassen. Welchem Problem sieht sich die Ordnungsökonomik gegenüber? Das Grundproblem allen Wirtschaftens ist die Knappheit der Ressourcen: Menschen haben in aller Regel wesentlich mehr Wünsche als mit den vorhandenen Mitteln erfüllbar sind. Angesichts dieses Grundproblems haben sich moderne, arbeitsteilige Gesellschaften herausgebildet. Menschen spezialisieren sich auf bestimmte Tätigkeiten, erzielen Produktivitätsfortschritte und vermindern auf diese Weise Knappheit. Das schafft aber neue Probleme: Menschen müssen nun in Austauschbeziehungen treten, um für die Ergebnisse ihrer Tätigkeiten andere Güter oder Dienstleistungen zu erhalten. Damit stellt sich unmittelbar die Frage, wie diese Handlungen zu koordinieren sind. Bedenkt man die Vielzahl von Wünschen und die Vielzahl von Mitteln, die in modernen Gesellschaften vorhanden sind, so ist ohne weiteres vorstellbar, dass es sich dabei um ein hochkomplexes Planungsproblem handelt. Im Kern geht es darum, die Wünsche von Nachfragern und die Möglichkeiten von Produzenten aufeinander abzustimmen. Dabei besteht im-

---

15 Vgl. zu diesem Exkurs beispielsweise *Streit* (2001).

mer die Gefahr, dass Menschen durch Spezialisierungsvorteile Machtpotentiale zukommen und sie diese nutzen, um andere auszubeuten. Die Ordnungsökonomik sieht sich also der Frage gegenüber: Wie können arbeitsteilige Gesellschaften organisiert werden, damit im gesellschaftlichen Gesamtzusammenhang Knappheit soweit wie möglich überwunden wird, ohne dass dabei einzelnen Menschen übermäßige Ausbeutungspotentiale zukommen?

Die Antwort der Ordnungsökonomik auf diese Frage lautet: Es kommt entscheidend auf die Art von Regeln (Institutionen) an, die sich eine Gesellschaft setzt, um diese Problem zu bewältigen. Regeln – das sind sowohl formale Gesetze als auch informelle Sitten oder Konventionen – bieten Menschen in einer komplexen Welt Orientierungshilfen und versorgen sie mit Verhaltensanreizen. Regeln ermöglichen es im Idealfall Individuen, ihre Handlungen zu wechselseitigem Vorteil aufeinander abzustimmen. Zu beachten ist: Es kommt dabei gerade nicht darauf an, dass sich die Individuen entlang höherer Werte oder eines Gemeinwohls verhalten. Vielmehr kommt ein wechselseitiger Vorteil (Wohlstandsmehrung) dann zustande, wenn sich die Individuen eigeninteressiert verhalten und nur ihre eigenen Ziele verfolgen.

Ein Beispiel: In modernen Volkswirtschaften gilt der Grundsatz, dass privat geschlossene Verträge von den Vertragspartnern auch einzuhalten sind und der Staat diese Verträge mittels Rechtsprechung und Gerichten im Zweifel durchsetzt. Diese Regel erleichtert den Individuen das tägliche Leben erheblich. Bestünde sie nicht, so müsste jeder in einer anonymen Großgesellschaft, in der keine persönliche Beziehung mit dem Vertragspartner besteht, befürchten, bei Austauschbeziehungen ausgebeutet zu werden. Die Regel, „Verträge sind einzuhalten", beseitigt aber genau dieses Problem und nützt damit beiden Vertragspartnern.

Dieses einfache Beispiel verdeutlicht, dass Regeln maßgeblich die Art und das Ergebnis menschlichen Handelns in arbeitsteiligen Gesellschaften beeinflussen. Damit soll nicht gesagt werden, dass menschliches Verhalten exakt berechenbar wäre. Ganz im Gegenteil: Diese Zusammenhänge sind so komplex, dass eine exakte Ergebnisvoraussage nicht möglich ist. Wohl aber können bestimmte Muster angegeben werden, welche Prozesse sich in einer Gesellschaft in Abhängigkeit von der Art der Regeln abspielen werden.

Die Gesamtheit der Regeln macht die Ordnungsstruktur einer Gesellschaft aus. Sie bildet eine Art Rahmen, innerhalb dessen sich die Individuen entlang dieser Regeln verhalten. Was ist der Inhalt dieses Rahmens? Es wird festgelegt, wer Entscheidungen über Austauschbeziehungen treffen darf, wie diese Entscheidungen aufeinander abgestimmt werden und schließlich wer das Ergebnis dieser Entscheidungen kontrolliert und sanktioniert. Beispielsweise treffen in marktwirtschaftlichen Ordnungen die Individuen die Entscheidungen selber, koordinieren diese über den Markt- bzw. Preismechanismus und tragen schließlich die Verantwortung für die Ergebnisse ihres Handelns. Es bildet sich ein System der Selbstkoordination und Selbstkontrolle heraus, das sich in der Vergangenheit als extrem leistungsfähig erwiesen hat und für den Wohlstand moderner Gesellschaften verantwortlich ist. Das zeigt: Klug gesetzte Regeln entfalten positive Wirkungen für eine Gesellschaft.

So segensreich klug gesetzte Institutionen sind, so schädlich wirken falsch oder unzureichend spezifizierte Regelsysteme. Auch hier mag ein Beispiel genügen, dies zu verdeutlichen.[16] Eine für das Funktionieren von Wirtschaftssystemen wesentliche Regel ist das Eigentumsrecht. Ist jemandem ein eindeutiges Eigentumsrecht an einer Sache zugewiesen, dann liegt es in seinem eigenen Interesse, mit dieser Sache sorgsam umzugehen, um den Nutzen, den er aus dieser Sache erhält, möglichst groß

---

16 Vgl. dazu *Homann* und *Suchanek* (2000), S. 139ff. Das folgende Beispiel ist in die Literatur unter dem Stichwort „Tragik der Allmende" eingegangen.

werden zu lassen. Das wird vor allem dann deutlich, wenn exakt zugewiesene Eigentumsrechte nicht existieren. Das ist z.B. bei einer gemeinsam genutzten Ressource der Fall. Auf eine gemeinsam genutzte Ressource haben mehrere Akteure Zugriff. Allerdings ist diese Ressource nicht beliebig nutzbar; soll sie dauerhaft Erträge abwerfen, so müssen die Individuen schonend mit ihr umgehen.

Die Allmende bezeichnete in mittelalterlichen Dörfern eine solche gemeinsam genutzte Ressource, nämlich eine Viehweide, die mehrere Bauern gemeinsam nutzen durften, ohne dass sie im Eigentum eines Einzelnen stand. Die Interessenlage der beteiligten Akteure ist klar: Jeder Bauer will die Weide für seine Tiere möglichst schnell in möglichst hohem Umfang nutzen. Gleichzeitig wird er sich aber nicht dafür verantwortlich fühlen, mit dieser Weide schonend umzugehen – sie gehört ihm schließlich nicht. Da sich nun jeder Beteiligte so verhält, ist das Ergebnis ihres Handelns schon vorgezeichnet: Die Weide wird übermäßig stark genutzt und möglicherweise zerstört. Erträge, die bei schonendem Umgang langfristig möglich wären, werden nicht erzielt.

Das Beispiel erlaubt einige Schlussfolgerungen, die für die weiteren Betrachtungen von Bedeutung sind: Den Bauern kann in diesem Beispiel kein Vorwurf gemacht werden. Sie handeln rational und verfolgen ihr eigenes Interesse. Dass dieses rationale Handeln am Ende in eine kollektive Selbstschädigung mündet, liegt allein an den unzureichend vorhandenen Regelstrukturen, die die Nutzung der Weide ungenügend koordinieren. Ein Ausweg aus diesem Dilemma liegt darin, die Regelstrukturen so zu setzen, dass eine kollektive Selbstschädigung unterbleibt. In der Regel – Ausnahmen sind besondere Notsituationen – ist es kein Ausweg, an die Bauern zu appellieren, sich nicht eigeninteressiert, sondern gemeinnutzorientiert (also weideschonend) zu verhalten. Solche Appelle verhallen meist ungehört! Denn kein Bauer, der sich dazu entschließt, gemeinnutzorientiert zu handeln, könnte sicher sein, dass dies auch alle anderen tun.

Möglicherweise – so seine Überlegung – ist er der einzige, der gemeinnutzorientiert handelt, während alle anderen bei ihrer ursprünglichen Verhaltensweise bleiben. Der Bauer wird den Appell daher als Aufruf empfinden, gegen seine eigenen Interessen zu verstoßen. Er – und damit auch alle anderen – wird diesen Appell ignorieren und bei seiner ursprünglichen Verhaltensweise bleiben.

Die folgenden Betrachtungen werden zeigen, dass sich das Gesundheitswesen in einer ganz ähnlichen Situation befindet, wenngleich die Strukturen ungleich komplexer sind. Auch im Gesundheitswesen findet eine Übernutzung der Ressourcen statt, ohne dass man die einzelnen Akteure dafür konkret verantwortlich machen könnte. Ursachen und Konsequenzen sollen im Folgenden ermittelt werden.

2.2 Austauschbeziehungen im Gesundheitswesen

Wie in anderen gesellschaftlichen Bereichen, geht es auch im Gesundheitswesen darum, hochkomplexe Austauschbeziehungen zu koordinieren. Die Wünsche von Anbietern und Nachfragern müssen so aufeinander abgestimmt werden, dass alle Beteiligten aus diesen Beziehungen Nutzengewinne ziehen können. Ob diese Nutzengewinne tatsächlich eintreten, hängt von den Regelstrukturen ab, die diese Austauschbeziehungen begleiten und kanalisieren. Tatsächlich wird sich zeigen, dass diese Regelstrukturen so gesetzt sind, dass eine sinnvolle Koordination der Einzelpläne nicht zustande kommt. Vielmehr laufen die Anreize im Gesundheitswesen darauf hinaus, dass sich die Beteiligten – genau wie die Akteure im Allmendebeispiel – kollektiv selbst schädigen.

Wie sehen aber die Austauschbeziehungen aus, die es mittels sinnvoll gesetzter Regeln zu koordinieren gilt? Das Gesundheitswesen beschreibt nichts anderes als einen Markt, also einen Ort, an dem bestimmte Tauschhandlungen stattfinden. Im Zentrum dieser Tauschhandlungen stehen sogenannte Behandlungsverträge. Darunter versteht man Verträge, die zwischen Patienten (Nachfragern) und Leistungserbringern (Anbietern) geschlossen werden. Inhalt dieser Verträge sind Diagnose-, Beratungs- und Therapieleistungen, die darauf abzielen, den Gesundheitszustand des Patienten zu verbessern oder zu erhalten.

Auf „gewöhnlichen" Märkten werden diese Beziehungen über Preise gesteuert. Gesundheitsmärkte sind aber keine gewöhnlichen Märkte. Das liegt daran, dass neben Anbieter und Nachfrager in der Regel noch ein dritter Akteur tritt: eine Krankenversicherung.[17] Der größte Teil der Bürger versichert sich gegen die finanziellen Folgen von Krankheitsfällen. Aus diesem Grund wird ein Versicherungsvertrag zwischen einer Krankenversicherung und dem Bürger bzw. Patienten geschlossen. In einem solchen Versicherungsvertrag vereinbaren die beiden Parteien, welche medizinischen Leistungen die Versicherung in welcher Höhe übernimmt. Je nach Ausgestaltung des Versicherungsvertrags tritt somit nicht unbedingt der Versicherte selber, sondern die Versicherung als Zahler im Behandlungsvertrag auf. Damit hat der Inhalt des Versicherungsvertrags erheblichen Einfluss auf das Verhalten von Patienten beim Eingehen von Behandlungsverträgen. Beide Verträge können daher nicht unabhängig voneinander gedacht werden. In Deutschland muss der Großteil der Bürger zwangsweise in einen Versicherungsvertrag mit der Gesetzlichen Krankenversicherung eintreten. Wie sich das auf Leistungsgeschehen und Inanspruchnahme auswirkt, wird noch näher zu untersuchen sein.

---

17 Vgl. als Überblick zu den Vertragsbeziehungen, die Gesundheitsmärkte ausmachen, *Cutler* und *Zeckhauser* (2000), S. 506f. Bildlich läßt sich dieses Beziehungsgeflecht als Dreiecksbeziehung zwischen Patienten/Versicherten, Leistungserbringern und Krankenversicherungen darstellen. Der Staat greift als vierter Akteur häufig direkt in diese Beziehungen ein.

Neben Behandlungsvertrag und Versicherungsvertrag kann als weiterer Vertrag ein Versorgungsvertrag (oder Sicherstellungsvertrag) stehen. Diesen schließen Krankenversicherung und Leistungserbringer ab. Er regelt, wie und auf welche Weise bestimmte Leistungen für Versicherte der jeweiligen Krankenversicherung zu erbringen und zu vergüten sind. In Deutschland gibt es in der Regel keine individuellen, zwischen einzelnen gesetzlichen Krankenkassen und einzelnen Leistungserbringern abgeschlossenen Versorgungsverträge.[18] Die Inhalte des Versorgungsvertrags werden „gemeinsam und einheitlich" für alle Akteure des GKV-Systems bestimmt. Auch das hat erhebliche Rückwirkungen auf die Behandlungsverträge.

Als vierter Akteur im Gesundheitswesen ist der Staat anzusehen. Als gesetzgebende Instanz stellt der Staat die Regeln für die Abläufe im Gesundheitssystem auf. Darüber hinaus greifen staatliche Stellen auch immer wieder direkt in die Austauschbeziehungen im Gesundheitswesen ein. Die Kostendämpfungspolitik beruhte weitgehend auf solchen Maßnahmen.

Ausgabenniveau und Versorgungsstruktur im Gesundheitswesen sind das Ergebnis von Handlungen der Akteure in diesem Beziehungsgeflecht vor dem Hintergrund eines bestimmten rechtlichen Rahmens. Dieser rechtliche Rahmen versorgt die Akteure mit bestimmten Handlungsanreizen. Dreh- und Angelpunkt ist dabei der Behandlungsvertrag. In ihm werden die konkreten Entscheidungen, in welchem Umfang medizinische Leistungen in Anspruch genommen werden, getroffen. Es sind daher zuallererst die Anreize zu untersuchen, die der Regelrahmen des Gesundheitswesens für die Anbieter und Nachfrager bei Behandlungsverträgen setzt. Natürlich können auch Kassen und Staat Einfluss auf den Ablauf der Vertragsbeziehungen nehmen. Daher sind ergänzend auch ihre Handlungsanreize zu untersuchen.

---

18 Ausnahmen sind z.B. Modellversuche mit neueren Versorgungsformen.

Das Gesundheitswesen lässt sich also abstrakt als ein ineinandergreifendes Geflecht aus Behandlungs-, Versicherungs- und Versorgungsverträgen auffassen. Die institutionellen Rahmenbedingungen lenken das Verhalten der Individuen, wenn sie solche Verträge eingehen. Die institutionellen Rahmenbedingungen haben daher erheblichen Einfluss auf das Ergebnis dieser Verträge. Das wird im Folgenden für das deutsche Gesundheitswesen (insbesondere die Gesetzliche Krankenversicherung) näher ausgeführt werden. Zunächst ist zu untersuchen, wie sich die Nachfrager in Behandlungsverträgen verhalten.

2.3 Nachfrageseitige Anreize

Will man das Nachfragerverhalten auf Märkten für (GKV-finanzierte) Gesundheitsgüter verstehen, so ist es sinnvoll, sich als Kontrastpunkt in Erinnerung zu rufen, wie Nachfrager auf „herkömmlichen Märkten" agieren. Auf einem herkömmlichen Markt, auf dem ein bestimmtes Gut gehandelt wird, steuert der Preis das Handeln der Nachfrager. Es gilt das Gesetz der fallenden Nachfragekurve: Steigt der Preis, so werden die Nachfrager weniger von diesem Gut konsumieren. Das liegt zum einen daran, dass ihnen aufgrund steigender Preise real weniger Einkommen zum Konsum des betreffenden Gutes zur Verfügung steht. Zum anderen werden sie auf billigere Produkte mit ähnlichem Nutzen ausweichen. Fallende Preise wirken in die entgegengesetzte Richtung; es wird mehr von diesem Gut konsumiert. Das heißt aber nicht, dass Konsumenten bei einem Preis von Null unendlich viel von diesem Gut haben wollen. Vielmehr hat auch die bei einem Preis von Null nachgefragte Menge einen endlichen Wert, Sättigungsmenge genannt. An diesem Punkt bringt der Konsum einer zusätzlichen Mengeneinheit keinen zusätzlichen Nutzen mehr. Rationale Konsumenten werden sich daher bei einem Preis von Null auf den Konsum der Sättigungsmenge beschränken.[19]

Schließen Patienten einen Behandlungsvertrag mit einem medizinischen Leistungserbringer ab, so ist eine Besonderheit zu beachten. Die Krankenversicherung kommt in einem im Versicherungsvertrag festgelegten Ausmaß für die Bezahlung der vereinbarten Behandlungsleistung auf. Damit sind die Gesetzmäßigkeiten der Nachfrage, die auf herkömmlichen Märkten herrscht, zumindest teilweise außer Kraft gesetzt. Wie stark sie außer Kraft gesetzt sind, hängt von den Konditionen des Versicherungsvertrages ab.

a) *Konstruktionsprinzipien der GKV*

Diese Konditionen ergeben sich für gesetzlich Versicherte unmittelbar aus den Konstruktionsprinzipien der Gesetzlichen Krankenversicherung. Die Gesetzliche Krankenversicherung ist nicht ein für allemal konstruiert worden, sondern hat sich allmählich entwickelt. In ihrem Kern gehen ihre Grundprinzipien auf das Jahr 1883 zurück. Damals, am 18. Juni 1883, wurde im Zuge der *Bismarck*schen Sozialgesetzgebung das „Gesetz betreffend die Krankenversicherung der Arbeiter" eingeführt, das am 1. Dezember 1884 in Kraft trat. Dieses Gesetz führte die Versicherungspflicht für die Mehrzahl der Arbeiter und für Angestellte mit einem Jahresverdienst unter 2000 Reichsmark ein. Organisatorisch wurden die Versicherungsaufgaben häufig an bereits bestehende (aber bis dahin noch nicht verpflichtende) Hilfskassen übertragen. Im Jahre 1885 waren 10 Prozent, 1891 etwa 18 Prozent der Bevölkerung in rund 22 000 Krankenkassen versichert. In der Folgezeit wurden immer größere Bevölkerungsgruppen einbezogen. Ihren Höhepunkt erreichte diese Expansion in den Zeiten der sozialliberalen Koalition nach 1969. Mitt-

---

[19] Vgl. zu den Gesetzen des Tausches auf einem 'herkömmlichen' Markt *Fehl* und *Oberender* (1999), S. 1ff.

lerweile sind zirka 90 Prozent der Bevölkerung gesetzlich krankenversichert.[20]

Die Gesetzliche Krankenversicherung wurde geschaffen, um ihre Mitglieder gegen das Krankheitsrisiko abzusichern. Das Krankheitsrisiko besteht für den Einzelnen darin, dass er im Krankheitsfall für die Kosten der Behandlung einer Krankheit aufkommen muss sowie aufgrund von Krankheit Einkommenseinbußen erleidet. Gegen das Krankheitsrisiko können sich Bürger auf unterschiedliche Weise absichern. Sie können dies freiwillig auf individueller (z.B. Sparen) oder kollektiver Basis (private Versicherung) tun. Oder sie werden gezwungen, sich an einem kollektiven Absicherungssystem (Sozialversicherung oder steuerfinanziertes System) zu beteiligen. Bei der Gesetzlichen Krankenversicherung handelt es sich um ein solches kollektives Absicherungssystem auf Zwangsbasis; man spricht auch von einem solidarischen System. Solidarität – also die Hilfe von ökonomisch Stärkeren für ökonomisch Schwächere – ist seit Gründung der Gesetzlichen Krankenversicherung deren tragendes Prinzip.[21] In Deutschland besteht für den überwiegenden Teil der Bevölkerung die Pflicht, sich kollektiv gegen dieses Krankheitsrisiko in der Gesetzlichen Krankenversicherung abzusichern. Die Gesetzliche Krankenversicherung stellt dabei keinen monolithischen Block dar. Vielmehr ist sie ein System von zahlreichen Einzelkrankenkassen, das Betriebskrankenkassen genauso umfasst wie bundesweit tätige Ersatzkassen. Seit 1996 herrscht freie Wahl der Krankenkasse. Jeder abhängig Beschäftigte in Deutschland ist verpflichtet, sich bei einer Kasse seiner Wahl einzuschreiben – es sei denn, sein Einkommen überschreitet die Beitragsbemessungsgrenze; dann steht es ihm frei, sich privat oder gesetzlich abzusichern. Die Pflichtmitgliedschaft in der

---

20 Vgl. *Deppe* (2000), S. 10ff.

21 Allerdings hat sich die Interpretation von Solidarität erheblich gewandelt: vgl. *Stillfried* (1996), S. 74ff.

Gesetzlichen Krankenversicherung erstreckt sich also nicht auf alle Bürger, sondern nur auf einen als schutzbedürftig eingestuften Personenkreis. Das hat historische Gründe; die Gesetzliche Krankenversicherung war in ihrer Anfangsphase konzipiert worden, um Personen zu schützen, die sich aufgrund ihrer wirtschaftlichen Lage sonst keinen Versicherungsschutz leisten konnten.

Ist jemand Mitglied einer Krankenkasse, so zahlt er monatlich einen bestimmten Prozentsatz seines Einkommens an diese Krankenkasse (Beitrag). Dieser Beitragssatz gilt einheitlich für alle Mitglieder dieser Kasse, variiert aber von Kasse zu Kasse. Er wird nur bis zur Beitragsbemessungsgrenze erhoben. Der zu zahlende Beitrag wird zur Hälfte vom Versicherten, zur Hälfte von seinem Arbeitgeber übernommen. Die Krankenkassen sind verpflichtet, jeden, der dies möchte, aufzunehmen (Kontrahierungszwang) und dies genau zu den Konditionen, die jeder andere Versicherte auch erhält (Diskriminierungsverbot).

Zu beachten ist: Bei einer privatwirtschaftlich organisierten Versicherung würde der Beitrag von den zu erwartenden Schäden bzw. Ausgaben der Versicherung für den betreffenden Versicherten abhängen. Beispielsweise zahlt bei einer Kfz-Versicherung derjenige mehr, der viele Schäden verursacht hat und von dem zu erwarten ist, dass er auch in Zukunft viele Schäden verursacht. Bei der Gesetzlichen Krankenversicherung ist dies nicht der Fall: Hier zahlt derjenige mehr, der über ein höheres Einkommen verfügt. Da das Einkommen aber nicht – zumindest nicht als entscheidender Faktor – die Höhe späterer Krankheitskosten beeinflusst, spielt die Erwartung zukünftiger Ausgaben keine Rolle. Zwei Versicherte, ein Diabetiker und ein gesunder, die über das gleiche Einkommen verfügen, zahlen jeweils den gleichen GKV-Beitrag, obwohl der Diabetiker - unmittelbar erkennbar - deutlich höhere Krankheitsausgaben verursacht. Gegen privatwirtschaftliche Prinzipien der Versicherung verstößt auch ein weiteres Element der Gesetzlichen Krankenversicherung, die Familienmitversicherung. Nicht erwerbstätige

Familienmitglieder von GKV-Versicherten sind beitragsfrei mitversichert. Sie dürfen also Leistungen der Gesetzlichen Krankenversicherung in Anspruch nehmen, ohne einen Beitrag dafür zu zahlen.

Wie sehen die zu erwartenden Leistungen der Gesetzlichen Krankenversicherung aus? Die Leistungen bestehen aus Einkommensersatzleistungen im Krankheitsfall (Krankengeld) sowie in der Finanzierung medizinischer Leistungen. Das Krankengeld richtet sich nach dem gezahlten Beitrag; in diesem Falle ist also das privatwirtschaftliche Äquivalenzprinzip zumindest teilweise verwirklicht. Hingegen orientiert sich die Finanzierung medizinischer Leistungen in keiner Weise an dem individuell bezahlten Beitrag. Sie ist ausschließlich vom individuellen medizinischen Bedarf abhängig (Bedürftigkeitsprinzip). Jeder Versicherte erhält die medizinischen Leistungen, die notwendig sind, um die betreffende Krankheit zu heilen. Die dafür anfallenden Vergütungen zahlt die Krankenkasse direkt an den jeweiligen Leistungserbringer aus; der Versicherte kommt also niemals mit den Kosten, die er verursacht hat, in Kontakt (Sachleistungsprinzip). Die Gesetzliche Krankenversicherung bietet den Bürgern also einen Vollversicherungsschutz im Krankheitsfall zu einheitlichen, einkommensproportionalen und risikounabhängigen Beitragssätzen an.

b) *Freifahrerverhalten*

Welche Folgen haben diese Grundprinzipien für das Verhalten der Versicherten in Behandlungsverträgen? Will ein Konsument eine bestimmte Leistung in Anspruch nehmen, so wird er zunächst ihren Preis betrachten. Im Falle einer medizinischen Leistung, die von der GKV finanziert wird, stellt er fest, dass die Krankenkasse die anfallenden Zahlungen an den Leistungserbringer vollständig übernimmt. Der Preis der medizinischen Leistung ist also aus Sicht des Patienten Null. Dabei spielt es keine Rolle, dass er monatlich einen Beitrag an die GKV entrichten muss. Denn diesen Beitrag muss er unabhängig von seinem

Krankheitsrisiko und seinem Inanspruchnahmeverhalten zahlen. Der Beitrag ist also für den Patienten bei der Inanspruchnahme von Leistungen nicht entscheidungsrelevant. Zudem wird der Patient die Kosten dieser Leistungen aufgrund des Sachleistungsprinzips niemals zu Gesicht bekommen. Damit wird der Eindruck verstärkt, medizinische Leistungen würden ihm zum Nulltarif zur Verfügung gestellt; eigentlich hat er nur Zeitkosten zu tragen. Erhält aber ein rational handelndes Individuum etwas zum – subjektiv empfundenen – Nulltarif, so wird es die betreffende Leistung solange nachfragen, solange sie ihm noch Zusatznutzen verschafft. Das Gesetz der fallenden Nachfragekurve ist also außer Kraft gesetzt; die Nachfrage nach medizinischen Leistungen wird preisunempfindlich, und der Patient wird immer bestrebt sein, die Sättigungsmenge an medizinischen Leistungen zu konsumieren. Dieses Verhalten wird als Nulltarifmentalität oder Freifahrerverhalten bezeichnet.

c) *Moral hazard*

Es bestehen noch weiter gehende Verhaltensanreize: Für den Versicherten bedeutet die Mitgliedschaft in der Gesetzlichen Krankenversicherung zunächst einmal, dass er im Krankheitsfall gegen die finanziellen Folgen dieser Krankheit abgesichert ist. Aus Sicht des Versicherten ist es dann rational, dass er individuelle Vorsorgeanstrengungen einschränkt. Da er weiß, dass die Versichertengemeinschaft im Krankheitsfall für ihn einsteht, wird er Prävention unterlassen, eventuell unfallträchtige Sportarten betreiben oder einen ungesunden Lebensstil pflegen. Begünstigt wird dieses Verhalten durch die Tatsache, dass die Versicherung praktisch keine Möglichkeit hat, Vorsorgeanstrengungen oder den Gesundheitszustand des Versicherten zu kontrollieren; sie hat einen Informationsnachteil gegenüber dem Versicherten (genannt asymmetrische Informationsverteilung). Die Versicherten werden ihren Informationsvorsprung zu ihren Gunsten nutzen.

Diese aus dem Versicherungsschutz resultierende Verhaltensänderung – sie wird in der ökonomischen Fachsprache als „Moral hazard" bezeichnet[22] – tritt grundsätzlich bei jeder Form von Versicherung auf, unabhängig davon, ob diese privatwirtschaftlich oder staatlich organisiert ist. Verursacht wird es durch das zentrale Konstruktionsprinzip von Versicherungen: Diese beruhen darauf, dass der Einzelne ein Risiko, das ihm aus seinen Handlungen erwächst, das er aber alleine nicht tragen kann (wegen zu hoher finanzieller Anforderungen), auf eine Versichertengemeinschaft überträgt, es also sozialisiert. Die Folge ist, dass der Versicherte Versicherungsleistungen stärker in Anspruch nehmen wird, als bei Fehlen einer Versicherung eigentlich zu erwarten wäre. Beispielsweise wird eine Person, die über keinen Krankenversicherungsschutz verfügt, möglicherweise darauf verzichten, Fußball zu spielen. Das Verletzungsrisiko und die daraus folgenden Behandlungsaufwendungen sowie Einkommensausfälle sind zu hoch. Verfügt die betreffende Person über einen Vollversicherungsschutz, so fällt aus ihrer individuellen Sicht dieses Risiko weg.

Für die Versicherung bedeutet dies, dass es aus ihrer Sicht nicht einfach darum geht, die finanziellen Folgen, die aus dem Vorliegen von Krankheitsfällen bei Nicht-Versicherung erwachsen, zu übernehmen. Vielmehr werden allein durch das Vorliegen der Versicherung die Aufwendungen im Vergleich zum Zustand der Nicht-Versicherung erhöht. Das ist zumindest in

---

22 Es wird auch die Unterscheidung zwischen Moral hazard erster Art und zweiter Art getroffen. Moral hazard erster Art liegt dann vor, wenn der Versicherte direkt sein Verhalten ändert, er also von sich aus mehr Leistungen in Anspruch nimmt. Moral hazard zweiter Art liegt vor, wenn die gesteigerte Inanspruchnahme durch eine Verhaltensänderung des Leistungserbringers ausgelöst wird, ein versicherter Patient also umfangreichere Leistungen erhält als ein weniger gut versicherter Patient (vgl. *Schulenburg* und *Greiner* 2000, S. 55ff. sowie auch die Betrachtungen zum Angebotsverhalten im folgenden Abschnitt).

Teilen erwünscht und volkswirtschaftlich sinnvoll. Denn geht man von grundsätzlich risikoaversen Individuen aus, dann wären im Zustand der Nicht-Versicherung die allgemeinen Lebensrisiken so groß, dass viele Handlungen einfach unterlassen würden. Das bedeutet aber, ohne Versicherungen – und insbesondere ohne Krankenversicherung – könnten Menschen gar nicht am Leben moderner Gesellschaften teilnehmen; arbeitsteilige Vorgänge wären schlichtweg nicht möglich. Versicherungen ermöglichen es Menschen, bestimmte Risiken in Kauf zu nehmen.[23]

Die Frage ist nur, wann dieses grundsätzlich nützliche Phänomen in ein schädliches Verhalten umschlägt. Zum Problem wird diese Verhaltensänderung insbesondere dann, wenn der Einzelne durch den vorhandenen Versicherungsschutz dazu angeregt wird, sämtliche Sorgfalt und sämtliche Vorkehrungen zur Risikovermeidung fallen zu lassen und den Eintritt des Schadensfalles mehr oder weniger bewusst zu provozieren. Privatwirtschaftlich organisierte Versicherungen haben Mechanismen entwickelt, die genau dies vermeiden. So muss im Falle der Kfz-Versicherung jemand, der einen Schaden verursacht, zukünftig höhere Prämien zahlen. Damit hat der Versicherte einen Anreiz, den Eintritt des Schadensfalles zu vermeiden. Ähnlich wirken Selbstbehalte. Sie führen dazu, dass der Versicherte einen Teil der von ihm verursachten Aufwendungen in Form erhöhter Prämien oder von Selbstbehalten selber tragen muss. Diese Instrumente sind in der Regel so ausgestaltet, dass die Folgen für den Schadensverursacher zwar empfindlich sind, er aber Extremrisiken dennoch nicht tragen muss, der Versicherungsgedanke also im großen und ganzen gewahrt bleibt. Privatwirtschaftliche Versicherungen versuchen auf diese Weise, eine Balance zwischen individueller Verantwortung und dem Versiche-

---

23 Versicherungen regen Menschen also an, riskante Investitionen zu tätigen. Diese erhöhen schließlich in arbeitsteiligen Prozessen das gesellschaftliche Wohlfahrtsniveau (vgl. *Homann* und *Suchanek* 2000, S. 163).

rungsgedanken herzustellen, um so das Moral hazard-Phänomen nicht über Gebühr anwachsen zu lassen.[24]

Den gesetzlichen Krankenkassen sind alle diese Instrumente verwehrt. Sie sind aufgrund der GKV-Strukturen gezwungen, Vollversicherungsschutz zu einheitlichen, einkommensproportionalen Beiträgen anzubieten. Der einzelne Versicherte muss die finanzielle Verantwortung für sein krankheitsauslösendes Verhalten oder seine mangelnde Sorgfalt nicht tragen; die finanziellen Folgen dieses Verhaltens werden sozialisiert: die aufgrund von ansteigenden Gesundheitsausgaben fälligen Beitragserhöhungen betreffen alle Versicherten. Damit unterbleibt der Versuch, in der Gesetzlichen Krankenversicherung eine Balance von individueller Verantwortung und dem Versicherungsgedanken zu finden. Als Folge kommt das Moral hazard-Phänomen in der Gesetzlichen Krankenversicherung zu seiner vollen Geltung.

Beide Phänomene – Moral hazard und Freifahrerverhalten – sind Ausdruck eines Verantwortungsvakuums. Dieses Verantwortungsvakuum beruht darauf, dass den Patienten der falsche Eindruck vermittelt wird, ihnen würden Gesundheitsleistungen zum Nulltarif zur Verfügung gestellt. Rational handelnde Individuen werden versuchen, bei gegebenen Beiträgen möglichst viel aus dem System herauszuholen, da sie aus ihrer ein-

---

24 Eine indirekte empirische Bestätigung hat dies von 1976 bis 1981 in einem Experiment der RAND Corporation in verschiedenen Staaten der USA mit verschiedenen Versicherungsverträgen gefunden. Die Teilnehmer erhielten per Zufallsauswahl einen Versicherungsvertrag zugewiesen, wobei die Selbstbeteiligungsraten zwischen 0% und 95% variierten. Das Ergebnis war ganz im Sinne des Moral hazard-Phänomens: Bei einer Selbstbeteiligung von 95% veranlassten die Beteiligten lediglich 75% der Ausgaben, die bei Verträgen ohne Selbstbeteiligung veranlasst wurden. Eine Auswirkung auf den Gesundheitszustand ließ sich nicht nachweisen (vgl. zu Verweisen auf diesen und weitere empirische Tests *Börsch-Supan* 1998, S. 279, sowie *Cutler* und *Zeckhauser* 2000).

zelwirtschaftlichen Sicht die daraus folgenden Aufwendungen nicht unmittelbar tragen müssen (allenfalls in Form von Beitragserhöhungen, die dann aber im Vergleich zu den in Anspruch genommenen Leistungen eher minimal ausfallen). Individuell rationales Verhalten hat also aus gesamtwirtschaftlicher Sicht schädliche Auswirkungen. Auf der Nachfrageseite des deutschen Gesundheitswesens herrschen also genau die Bedingungen, die im Allmendebeispiel zu einer Übernutzung der Ressource führten. Die Versicherten haben viele Anreize, das Gesundheitswesen übermäßig zu nutzen ohne dafür eine entsprechende Gegenleistung erbringen zu müssen. Eine funktionierende und für alle wohlfahrtssteigernde Koordination des Verhaltens der Individuen wird damit unmöglich.

Ein weiterer Effekt darf nicht übersehen werden: Die Nachfrage nach Gesundheitsleistungen ist nichts Statisches. Sie verändert sich aufgrund vielfältiger Einflüsse.[25] Freifahrerverhalten und Moral hazard beeinflussen die Veränderung der Nachfrage im Zeitverlauf. Wird Individuen der Eindruck vermittelt, dass eine maximale Gesundheitsversorgung für sie kostenfrei bereitstehe, so werden sie eine medizinische Versorgung auf dem neuesten Stand für selbstverständlich halten. Damit wird einem Anspruchsdenken, das auf eine weitere Ausweitung medizinischer Leistungen abzielt, Vorschub geleistet.

2.4 Angebotsseitige Anreize

Die Betrachtung der Nachfrageseite lässt den Schluss zu, dass in den Konstruktionsprinzipien der Gesetzlichen Krankenversicherung der Keim für eine starke und über ein vernünftiges Maß hinausgehende Ausgabenausdehnung angelegt ist. Die Problemanalyse darf aber dabei nicht stehen bleiben. Denn im Gegensatz

---

25 Vgl. dazu auch Abschnitt 3 dieses Kapitels.

zum Allmendebeispiel existiert im Gesundheitswesen eine Angebotsseite, die ebenfalls vom menschlichen Verhalten abhängig ist.[26] Eine alleinige Betrachtung der Nachfrage ist daher nicht ausreichend, um die beobachtbaren Fehlentwicklungen zu erklären. Schließlich müssen auch die Anbieter bereit sein, die stetig wachsende Nachfrage zu bedienen. Zudem hat die Betrachtung der Nachfrageseite nur das Ausgabenwachstum erklärt, nicht aber die Strukturdefizite im Gesundheitswesen. Diese können nur im Rahmen einer Betrachtung der Angebotsseite nachvollzogen werden. Im Zentrum stehen dabei niedergelassene Ärzte (ambulante Versorgung) sowie Krankenhäuser und die dort tätigen Ärzte (stationäre Versorgung).[27]

a) *Ambulante Versorgung*
Die große Bedeutung der Ärzte für Niveau und Struktur der Gesundheitsausgaben der Gesetzlichen Krankenversicherung wird aus folgender Betrachtung deutlich: Ziel der Gesetzlichen Krankenversicherung ist, eine bedarfsabhängige Versorgung mit dem medizinisch Notwendigen zu gewährleisten. Dazu steckt sie einen weit gefassten Leistungsrahmen ab (Vollversicherungs-

---

26 Im Allmendebeispiel ist das Angebot nur von natürlichen Bedingungen abhängig und wird nicht direkt von einer als Anbieter ausgewiesenen Person gesteuert.

27 Die Betrachtungen sind hier auf Leistungserbringer beschränkt, die direkt am Patienten tätig werden. Hinzu kommen noch Anbieter, die als Vorlieferanten für diese direkten Leistungserbringer tätig werden, insbesondere Arzneimittelhersteller. Auch Pharmamärkte wären hier zu betrachten. Sie bieten mit ihrer problematischen Institutionenstruktur ein weiteres Beispiel für Fehlsteuerungen – wenngleich die Probleme nicht derart ausgeprägt sind, wie im ambulanten und stationären Sektor. Die Kernprobleme des Gesundheitswesens werden jedoch schon anhand einer Betrachtung von Ärzten und Krankenhäusern deutlich. Eine gesonderte Betrachtung der Pharmamärkte soll daher hier unterbleiben. Vgl. dazu ausführlich *Oberender* und *Daumann* (1997).

schutz). Wie der konkrete Bedarf im Krankheitsfall aussieht, entscheidet im wesentlichen der Arzt in Absprache mit dem Patienten. Gerade die niedergelassenen Ärzte sind für viele Menschen erste Anlaufstelle bei Gesundheitsproblemen. Ärzte entscheiden mit ihren Diagnose-, Beratungs- und Therapieleistungen über die Behandlung von Krankheiten und die Inanspruchnahme weiterer Gesundheitsgüter. Das macht eine genauere Analyse des Verhaltens von Ärzten und anderen Leistungserbringern notwendig.

Analog zur Analyse der Nachfrageseite ist zu fragen: Welchen Anreizen sind Ärzte und andere Leistungserbringer ausgesetzt? Welche Wirkungen haben diese Anreize auf ihr Verhalten? Und welche Folgen hat das für das Gesundheitswesen? Dazu ist zunächst zu betrachten, was Ärzte und Leistungserbringer eigentlich motiviert, im Gesundheitswesen tätig zu werden. Ungeachtet möglicher weiterer humanitärer und nicht-monetärer Ziele ist davon auszugehen, dass Ärzte und andere Leistungserbringer Gesundheitsdienstleistungen anbieten, um Einkommen zu erzielen, und zwar möglichst hohes Einkommen. Leistungserbringer verhalten sich also im Prinzip wie Unternehmer, die Gewinn erzielen wollen. Allerdings stehen ihnen bei weitem nicht die Handlungsmöglichkeiten (oder Aktionsparameter) offen, die Unternehmer auf herkömmlichen Märkten nutzen.

Wie bei der Betrachtung der Nachfrage ist es auch hier wieder sinnvoll, sich zu verdeutlichen, wie Unternehmen auf herkömmlichen Märkten agieren. Um Gewinn zu erzielen, müssen Unternehmer auf herkömmlichen Märkten versuchen, die Wünsche der Nachfrager besser zu befriedigen, als ihre Konkurrenten das tun. Das Problem ist, dass Anbieter und Nachfrager unvollständig über die Marktbedingungen informiert sind. Anbieter müssen erst in Versuchs- und Irrtumsprozessen herausfinden, welche Wünsche die Nachfrager eigentlich haben und wie sie zu befriedigen sind. Hat ein Unternehmer eine neuartige Idee, wie die Nachfragerwünsche zu erfüllen sind, so wird er versuchen, diese Idee am Markt durchzusetzen (Innovation).

Nehmen die Nachfrager die neue Idee an, so wird der Unternehmer Gewinne machen. Diese Gewinne locken Konkurrenten an, die versuchen werden, seine Idee nachzuahmen (Imitation). Sukzessive werden in einer solchen Abfolge von Innovation und Imitation Wissen über die Möglichkeit der Anbieter und die Wünsche der Nachfrager entdeckt und die Pläne von Anbietern und Nachfragern aufeinander abgestimmt – man spricht daher auch vom „Wettbewerb als Entdeckungsverfahren"[28]. Der Entdeckungsprozess läuft dabei auf beiden Marktseiten ab. Für den Markterfolg der Anbieter ist es daher von erheblicher Bedeutung, dass sie in der Lage sind, den Nachfragern Informationen über sich zu vermitteln.

Typischerweise stehen Unternehmern vielfältige Handlungsmöglichkeiten oder Aktionsparameter zur Verfügung, die sie in Marktprozessen einsetzen können, um Vorteile zu erlangen. Diese Parameter reichen vom Preis über die Produktgestaltung (Qualität) bis hin zu Marketingaktivitäten (z.B. Werbung). Aktionsparameter und das daraus resultierende komplexe Wechselspiel von Anbietern und Nachfragern führt auf funktionierenden Wettbewerbsmärkten dazu, dass die Wünsche von Nachfragern mit den Fähigkeiten von Produzenten in Übereinstimmung gebracht werden. Eine zentrale Rolle spielt dabei der Parameter Preis. Der Preis bildet sich aus dem Zusammenspiel von Angebot und Nachfrage. Dieser Größe kommt vor allem eine Informations- und eine Steuerungsfunktion zu.[29] Die relative Höhe eines Preises und die Änderung eines Preises zeigen an, wie knapp das betreffende Gut ist. Diese Information schafft Anreize für das Verhalten von Anbietern und Nachfragern; beide reagieren in hohem Maße preisgesteuert. Hohe Preise regen – wie oben ausgeführt – Nachfrager an, nach substitutiven Ver-

---

28 *Hayek* (1969), S. 249. Vgl. zum Ablauf von Marktprozessen auch *Heuß* (1980).

29 Vgl. *Fehl* und *Oberender* (1999), S. 47ff.

wendungsmöglichkeiten zu suchen. Auf der anderen Seite zeigen sie Anbietern an, welche Güter es sich zu produzieren lohnt. Gleichzeitig trennt der Preis bei den Anbietern die Spreu vom Weizen: Anbieter, die nicht den Wünschen der Nachfrager dienlich sind, scheiden aus dem Markt aus. Vereinfacht ausgedrückt: Wer ein bestimmtes Gut gegebener Qualität kostengünstig produzieren kann, wird bei gegebenem Preis durch hohe Gewinne belohnt. Wer hohe Qualität produzieren kann, der kann auch höhere Preise fordern (Preise fungieren als Qualitätssignal). Der Preis hat insofern für die Anbieter entscheidende Bedeutung; nicht zuletzt ist der Preis auch die Größe, die für ihr Einkommen sorgt.

Auch diese Prozesse laufen auf Gesundheitsmärkten nicht so ab wie auf herkömmlichen Märkten. So ist zunächst auf eine weitere Auswirkung der nachfrageseitigen Einflüsse hinzuweisen: Die preisunempfindliche Nachfrage führt nicht nur zu Moral hazard und Freifahrerverhalten. Vielmehr führt sie auch dazu, dass die Patienten kein übermäßiges Interesse daran haben, die Anbieter zu kontrollieren. Erbringt beispielsweise ein Arzt eine bestimmte Behandlungsleistung in ineffizienter Weise – setzt er also zu viele Ressourcen ein, um ein bestimmtes Ergebnis zu produzieren – und verursacht er damit mehr Ausgaben als notwendig, so ist dies für einen Patienten nicht unbedingt ein Grund, zu einem Arzt zu wechseln, der effizienter produziert. Die überhöhten Ausgaben, die auf einem freien Markt den Arzt dazu zwingen würden, einen höheren Preis als andere Ärzte zu fordern, werden dem Patienten überhaupt nicht bewusst; sind also irrelevant für sein Verhalten. Der Arzt, der seine Preisforderungen auf einem freien Markt nicht durchsetzen könnte, wird nicht verdrängt. Die Kontrolle, die die Nachfrager auf herkömmlichen Märkten über die Anbieter ausüben, ist also erheblich eingeschränkt – zumindest, was den Zwang zum effizienten Produzieren betrifft.

Das gilt allerdings nicht unbedingt für andere Aktionsparameter des Arztes. So werden die Patienten sehr wohl darauf achten, ob die Qualität seiner Leistung stimmt. Erbringt ein Arzt fortgesetzt Leistungen von schlechter Qualität, so werden Patienten von ihm abwandern. Allerdings sind auch diese Wettbewerbsprozesse auf Gesundheitsmärkten erheblich gestört. Das hat zwei Ursachen: Sowohl gesetzliche Regulierungen als auch die zwischen den Verbänden von Krankenkassen und Leistungserbringern geschlossenen Versorgungsverträge schränken den Handlungsspielraum von Leistungserbringern ein.

Ist ein Arzt beispielsweise in der Lage, bei Behandlungsleistungen sehr hohe Qualität zu bieten, so würde er, falls er als Unternehmer auf einem herkömmlichen Markt tätig wäre, diesen Umstand nutzen, um für seine Dienstleistungen zu werben. Eine solche aktive Informationsvermittlung zwischen Arzt und Patient ist bei Gesundheitsgütern und auf Gesundheitsmärkten schwierig. Hier bestehen Informationsprobleme. Bei Gesundheitsdienstleistungen handelt es sich meist um so genannte Vertrauensgüter. Das bedeutet: Auch nach Inanspruchnahme einer Leistung kann sich ein Patient nicht sicher sein, inwieweit die Leistung tatsächlich zu einer Verbesserung seines Gesundheitszustandes beigetragen hat. Eine Qualitätsbeurteilung ist schwierig, da der Kausalzusammenhang zwischen Behandlung und Heilungserfolg unklar ist. Diagnostische Leistungen können im voraus überhaupt nicht beurteilt werden, da der Patient dazu bereits ihr Ergebnis kennen müsste. Der Patient ist daher häufig nicht in der Lage, die Qualität einer bestimmten ärztlichen Leistung zu erkennen. Die Qualität einer medizinischen Behandlung lässt sich auch nicht durch Ausprobieren herausfinden, und auch die Erfahrungen anderer lassen sich nicht ohne weiteres übertragen, da es immer eine individuelle Arzt-Patienten-Komponente gibt. Hinzu kommt die hohe Komplexität medizinischen Wissens. Aus diesen Gründen haben Leistungserbringer (insbesondere Ärzte) in der Regel einen Informationsvorsprung gegenüber den Patienten (Informationsasymmetrie).[30]

Aus dem Vertrauensgutcharakter von Gesundheitsgütern und aus dem Wissensvorsprung der Ärzte, wird häufig der Schluss gezogen, dass marktliche Koordination nicht funktionieren kann und erhebliche Probleme hervorruft. So wird unterstellt, dass aufgrund dieser Informationsprobleme Patienten bzw. Versicherte unfähig zu eigenständigen Entscheidungen sind. Dieser Aspekt soll erst einmal zurückgestellt werden.[31] Zunächst soll ein zweiter Aspekt beleuchtet werden: Ärzte verfügen aufgrund dieser Informationsasymmetrien über einen diskretionären Entscheidungsspielraum. Es besteht die Gefahr, dass sie die Informationsasymmetrie nutzen, um ihre Eigeninteressen durchzusetzen. Sie könnten unnötige Leistungen verkaufen; sie könnten bei Diagnose und Therapie Willkür anwenden; sie könnten schlechte Qualität zu einem überhöhten Preis anbieten und schließlich auch noch ungenau abrechnen.

Die mit dieser Informationsasymmetrie verbundenen Probleme werden allerdings nicht ohne weiteres virulent. Informationsasymmetrien bestehen in vielen sozialen Beziehungen. Ob daraus Probleme entstehen, hängt wiederum von der gesellschaftlichen Anreizstruktur ab. Die Wirtschaftswissenschaften haben vielfältige Mechanismen erforscht, wie solche Probleme beherrscht werden können. Wettbewerblichen Marktprozessen kommt dabei eine besondere Rolle zu: Wettbewerb hat eine disziplinierende Wirkung auf die Anbieter und setzt sie unter den Zwang, diskretionäre Entscheidungsspielräume nicht gegen die Nachfrager auszunutzen. Schließlich gehen Wettbewerbsprozesse mit Informationsvermittlungsprozessen einher, die Marktteilnehmer über marktrelevante Tatsachen in Kenntnis setzen

---

30 Vgl. zu diesen Informationsproblemen *Breyer* und *Zweifel* (1997), S. 159.

31 Vgl. dazu auch die Anmerkungen in Kapitel III.

(sei es durch die Marktakteure selbst, sei es durch dritte, unabhängige Informationsmittler).[32]

Dennoch wird in der ambulanten Versorgung auf wettbewerbliche Steuerung verzichtet. Vielmehr meint man, das Verhalten der Ärzte werde durch andere Mechanismen schon hinreichend kontrolliert – insbesondere durch das ärztliche Standesethos. Der Arzt wird als uneigennütziger Helfer des Patienten gesehen; unnütze, rein am Eigeninteresse des Arztes orientierte Leistungen würden sich von selbst verbieten. Dieses Standesdenken ist zudem von der Vorstellung beseelt, dass Ärzte untereinander weniger in einem Konkurrenz- als in einem Kollegialitätsverhältnis stehen. Der Arztberuf wird nicht als Gewerbe angesehen; bestimmte Handlungen seien aus diesem Grund für Ärzte unstatthaft.[33] Unter anderem ist es Ärzten daher verboten, Werbung zu betreiben. Damit sind aber wichtige Aktionsparameter eingeschränkt. Im Vertrauen auf das ärztliche Standesethos beraubt man sich nicht nur wichtiger Mittel wettbewerblicher Kontrolle, sondern hält den Gesundheitsmarkt für die Nachfrager bewusst intransparent. Ein Arzt, der hohe Qualität bietet, hat also kaum Möglichkeiten, auf sich aufmerksam zu machen.

Dass es in einem solchen Umfeld mit dem ärztlichen Standesethos häufig nicht weit her ist und diskretionäre Handlungsspielräume ausgenutzt werden, um persönliche Einkommensinteressen zu verfolgen, zeigt eine Betrachtung des Parameters Preis. Der Parameter Preis ist in diesem Markt ebenfalls reguliert, und zwar durch den Versorgungsvertrag. Der Preis für ärztliche Leistungen (Honorar) bildet sich nicht auf einem freien Markt, sondern wird zwischen Kassenärztlichen Vereinigun-

---

32 Genauer wird die Leistungsfähigkeit wettbewerblicher bzw. dezentraler Steuerung in Kapitel III betrachtet.

33 Vgl. z.B. die Hinweise bei *Geigant* (1985), der von einer „Doppelrolle als freiberuflicher Träger und Verseher eines quasiöffentlichen Amts im Dienste der Solidargemeinschaft" (S. 79) spricht.

gen und Krankenkassenverbänden ausgehandelt. Diese Verbände schließen Versorgungsverträge „gemeinsam und einheitlich" für alle in der GKV aktiven Leistungserbringer ab. Aus diesen Verhandlungen geht unter anderem ein sogenanntes Honorierungs- bzw. Vergütungssystem[34] hervor, das für alle Kassenärzte bindend ist. Dieses Honorierungs- und Vergütungssystem nimmt die Funktionen wahr, die eigentlich Preisen zukommen. Insbesondere hat es die Aufgabe, den Leistungserbringern ihre Aufwendungen zu erstatten und ihr Verhalten in Richtung Wirtschaftlichkeit und Qualität zu steuern (Finanzierungs- und Steuerungsfunktion). Von der Ausgestaltung des Honorierungssystems gehen daher erhebliche Wirkungen auf die Ergebnisse des Gesundheitssystems aus. Honorierungssysteme stehen daher im Zentrum einer Analyse angebotsseitiger Anreizstrukturen im Gesundheitswesen.[35]

Die Verhaltenswirkung von Honorierungssystemen wird am besten deutlich, wenn man zwei Systeme miteinander vergleicht. Ein Honorierungssystem muss eine messbare Größe finden, an der die Honorierung ansetzen kann. Diese messbare Größe sollte das Ergebnis der Behandlungsleistungen wiedergeben, also die Verbesserung des Gesundheitszustandes des behandelten Patienten. Unter anderem existieren hier die Vergütungssysteme Einzelleistungshonorierung und Fallpauschalen. Eine Fallpauschale definiert einen bestimmten Krankheitsfall als Abrechnungseinheit (z.B. eine Blinddarmoperation) und zahlt dem Leistungserbringer dafür eine bestimmte, vorab festgelegte Geldsumme. Daraus hat er sämtliche Aufwendungen, die zur

---

34 Honorierungs- oder Vergütungssysteme unterscheiden sich von Preissystemen dadurch, dass bei ihnen Dritte die Vergütung von Leistungen übernehmen. Bei Preisen ist der Leistungsempfänger immer auch Zahler.

35 Vgl. zu den Grundlagen und möglichen Ausgestaltungsformen von Honorierungssystemen *Schulenburg* (1992). Vgl. auch *Neubauer* (1999).

Behandlung notwendig sind, zu bestreiten. Die Differenz zwischen Fallpauschale und Aufwendungen bleibt dem Arzt als Gewinn. Es wird unmittelbar klar, dass der Arzt in einem solchen System einen Anreiz hat, seine Aufwendungen möglichst gering zu halten und somit tendenziell Leistungen effizient erbringen wird. Kritiker wenden ein, dass die Aufwendungen möglicherweise zu gering gehalten werden, dass der Arzt also versuchen könnte, seinen Gewinn auf Kosten der Qualität zu maximieren. Das ist nicht ganz von der Hand zu weisen und zeigt, dass Fallpauschalen an sich noch kein effizientes System garantieren, sondern zusätzliche Kontrollmechanismen notwendig machen. Zudem besteht hier die Gefahr der Patientenselektion. Erkennt ein Leistungserbringer, dass ein bestimmter Patient ihm bei gegebener Fallpauschale Verluste einbringen wird, dann wird er diesen Patient nicht behandeln wollen oder ihn anderen Leistungserbringern zuschieben.

Im deutschen Gesundheitswesen wird die Honorierung über Fallpauschalen nur zum Teil angewandt, vorwiegend im Krankenhausbereich. In der ambulanten Versorgung dominiert die Einzelleistungsvergütung. Bis zur Einführung der Budgetierung, also bis 1993, wurden die Leistungen der Vertragsärzte ausschließlich mit Einzelleistungsfestpreisen vergütet.[36] Einzelleistungshonorierung bedeutet: Ärzte erhalten im nachhinein für jede einzelne erbrachte Diagnose-, Beratungs- und Therapieleistung ein bestimmtes Honorar (wobei der Vergütungssatz für die betreffende Einzelleistung schon vorher ausgehandelt wurde). Diese Vergütungsform orientiert sich also am Faktoreinsatz, während Fallpauschalen eher am Ergebnis orientiert sind. Damit der Gewinn (Einkommen) aus den Einzelleistungen maximal

---

36 Bei der Honorierung der niedergelassenen Ärzte handelt es sich um ein zweistufiges Verfahren. Die Krankenkassen zahlen eine Gesamtvergütung an die Kassenärztliche Vereinigung (Festbetrag). Die Kassenärztliche Vereinigung reicht diese in Abhängigkeit von den erbrachten Leistungen an ihre Mitglieder weiter.

wird, haben Ärzte unter solchen Bedingungen einen Anreiz, diese einzelnen Diagnose-, Beratungs- und Therapieleistungen zu minimalen Kosten (also wirtschaftlich) zu produzieren. Gleichzeitig steht ihnen aber ein weiterer Mechanismus zur Einkommensmaximierung offen: Je mehr kostenminimal produzierte Einzelleistungen ein Arzt bei der Behandlung eines Patienten einsetzt, desto höher wird sein Einkommen sein. Es besteht also ein deutlicher Anreiz zur Leistungsausweitung; dieser wird nur durch die dem Arzt zur Verfügung stehende Zeit begrenzt. Der Arzt wird also versuchen, dem Patienten möglichst viele Leistungen zu verordnen – auch dann, wenn diese nicht unbedingt notwendig sind, um ihn zu heilen (man spricht von angebotsinduzierter Nachfrage[37]).

Erleichtert wird dem Arzt die Mengenausdehnung durch seinen oben beschriebenen Informationsvorsprung. Der Arzt ist in der Regel besser über medizinische Möglichkeiten und Notwendigkeiten informiert als der Patient. Der Patient könnte sich zwar entsprechende Informationen beschaffen, um Kontrolle über das ärztliche Verhalten auszuüben. Dazu besteht allerdings auf Patientenseite kein Anreiz – der Patient wird sich nicht dafür interessieren, ob ihm der Arzt zu viele Leistungen verordnet; eventuell wird er dies sogar bewusst verlangen, um aus dem System möglichst viel für sich herauszuholen. Der Behandlungserfolg wird dadurch nur geringfügig verbessert. Angebotsinduzierte Nachfrage und Nulltarifmentalität haben damit die Folge, dass zu viele Einzelleistungen erbracht werden, um einen bestimmten Behandlungserfolg zu garantieren. Die Einzelleistungen werden dabei zwar wirtschaftlich erbracht, die Gesamtleistung (Behandlungserfolg) aber nicht. Leistungen über das medizinisch Notwendige hinaus und damit überhöhte Gesund-

---

37 Vgl. zu diesem Phänomen *Folland et al.* (1993), S. 204ff. Dort findet sich auch ein Hinweis auf *Roemer*'s Law, das das Phänomen der angebotsinduzierten Nachfrage illustriert. Es läßt sich in der Formel „a bed built is a bed filled" zusammenfassen.

heitsausgaben sind die Folge. Auch hier ist das Phänomen einer Rationalitätenfalle festzustellen: Der einzelne Arzt handelt rational, er will sein Einkommen maximieren, indem er seine Einzelleistungen ausweitet. Kollektiv führt das aber zu unerwünschten Ergebnissen.[38] Die Qualitäts- und Selektionsprobleme, die bei Fallpauschalen auftreten können, sind im Falle der Einzelleistungshonorierung hingegen unwahrscheinlich.

Aufgrund der gezeigten Probleme ist man vom System der reinen Einzelleistungshonorierung abgerückt und zu Ansätzen der Budgetierung übergegangen.[39] Die einfachste Form ist dabei ein sektorales Budget. Dabei erhält die Kassenärztliche Vereinigung – der Zwangszusammenschluss der Kassenärzte – eine Gesamtvergütung, die sie auf ihre Ärzte aufteilen muss. Ein Mittel der Verteilung sind sogenannte floatende Punktwerte. Dabei wird jeder medizinischen Leistung eine bestimmte Punktezahl zugeordnet. Der Wert eines Punktes wird aber erst bestimmt, wenn die Abrechnungsperiode beendet ist. Doch auch dieses System mündet geradewegs in eine Rationalitätenfalle: Um ihr Einkommen zu maximieren (d.h., sich einen möglichst großen Anteil an der Gesamtvergütung zu sichern), weiten die Ärzte ihre Mengen und damit ihr Punktvolumen aus. Die Folge ist ein Punktwertverfall; die Ärzte haben sich kollektiv selber geschädigt. Man sah sich daher gezwungen, erneut zu reagieren und die Budgetierung immer enger zu ziehen, bis hin zu Praxisbudgets. Davon sind aber nicht nur die Ärzte betroffen: Zwar kommt es nun – zumindest theoretisch – nicht mehr zu Beitragssatzerhöhungen. Jedoch haben die Ärzte nun starke Anreize, auf ihre festgeschriebene Vergütung mit verminderter Qualität zu reagieren.[40]

---

38 Hinweise auf empirische Nachweise finden sich bei *Börsch-Supan* (1998), S. 279ff.

39 Vgl. *Oberender* und *Fibelkorn-Bechert* (1997), S. 18ff.

40 Vgl. *Monopolkommission* (1998), S. 324.

Damit zeigt sich, dass die Anbieter unter dem System der Einzelleistungshonorierung durchaus gewillt sind, der expandierenden Nachfrage nach Gesundheitsleistungen nachzukommen. Die Politik hat versucht, dem mit Budgets Einhalt zu gebieten. Das hat aber die Rationalitätenfalle nur verlagert: Aus einem Ausgabenproblem wird ein Qualitätsproblem.

In den bisherigen Ausführungen sind noch keine Aussagen darüber enthalten, wieso es eigentlich im deutschen Gesundheitswesen zu Strukturdefiziten kommt, wieso es also Phänomene der Über- und Unterversorgung zugleich gibt. Das folgt zum Teil auch aus dem Honorierungssystem. Bei festgelegten Einzelleistungshonoraren oder Punktwerten besteht für Ärzte der Anreiz, dort zu investieren (also die Voraussetzung für Leistungserbringung zu schaffen), wo hohe Einzelleistungshonorare oder hohe Punktwerte zu erwarten sind. Können sich diese Honorare oder Punktwerte flexibel der Nachfrage anpassen, dann wird sich auch das Angebot auf diese Nachfrage hin ausrichten. Honorare und Punktwerte werden in korporatistischen Verhandlungsverfahren festgelegt. Ob diese die notwendige Flexibilität an den Tag legen können, wird weiter unten zu untersuchen sein. Zunächst sollen aber die Grundstrukturen des stationären Sektors analysiert werden.

b) Stationäre Versorgung

Auch der Krankenhausbereich wurde und wird von Ausgabenniveau- und Ausgabenstrukturproblemen geplagt.[41] Ursache für das Ausgabenniveauproblem ist wie im ambulanten Sektor das Honorierungssystem. Die Angebotsstruktur im Krankenhaussektor steht hingegen unter dem starken Einfluss zentraler Planung.

Der Staat nimmt im Krankenhauswesen eine Doppelrolle ein: Er setzt den Rahmen und ist gleichzeitig auch Akteur in der

---

41 Vgl. zu der Situation des Krankenhaussektors *Oberender* und *Hacker* (1999).

Krankenhausversorgung. Die staatlichen Eingriffe gehen dabei allerdings weiter als im ambulanten Bereich. Der überwiegende Teil der Krankenhäuser ist im Besitz der öffentlichen Hand – oder, wenn es sich um freigemeinnützige Häuser handelt, eng mit der öffentlichen Hand verflochten. Gleichzeitig aber ist es Aufgabe des Staates, den Bedarf an Krankenhäusern zu planen. Die Bundesländer erstellen Krankenhausbedarfspläne, in denen die aus ihrer Sicht notwendigen Angebotsstrukturen des stationären Sektors festgehalten werden. Das gewinnt durch folgenden Umstand an Brisanz: Nur Einrichtungen, die in den Krankenhausbedarfsplan aufgenommen sind oder einen Versorgungsvertrag abschließen, können ihre Leistungen ohne vorherige Einzelvereinbarung mit den gesetzlichen Krankenkassen abrechnen (es besteht Kontrahierungszwang!). Da 90 Prozent aller Deutschen gesetzlich krankenversichert sind, ist dies gleichbedeutend mit einer Marktschließung: De facto können die Bundesländer damit entscheiden, welche Krankenhäuser in Konkurrenz zu ihren eigenen Einrichtungen treten dürfen. Fehlt aber der Konkurrenzdruck, so ist auch hier Ineffizienzen Tür und Tor geöffnet.

Zudem sind Zweifel daran angebracht, ob staatliche Stellen tatsächlich den Bedarf an Krankenhausleistungen erkennen können. Ziel einer derartigen Planung müssen die Patientenbedürfnisse sein. Es müssen die Angebotsstrukturen geschaffen werden, die geeignet sind, das von den Patienten gewünschte Versorgungsniveau sicherzustellen. Bedürfnisse von Konsumenten sind grundsätzlich subjektive Phänomene und den Anbietern daher nicht von vorneherein klar. Sie müssen – wie oben skizziert – erhebliche Anstrengungen unternehmen, um diese Bedürfnisse zu erkennen und zwar besser als ihre Konkurrenten (z.B. mittels Marktforschung). Ob dieser Zwang, die tatsächlichen Bedürfnisse der Nachfrager/Patienten zu erforschen, wirksam wird oder nicht, ist aber wieder eine Frage der Anreize. Ein Unternehmer auf einem herkömmlichen Markt hat ein unmittelbares Gewinninteresse daran, die Bedürfnisse seiner Kunden besser zu erkennen, als dies Konkurrenten tun – es wird also Wissen über die Konsumentenbedürfnisse entdeckt.

Ganz anders ist es, wenn staatliche Stellen darüber entscheiden, mit welchem Angebot die Konsumentenwünsche befriedigt werden sollen. Staatliche Planungsstäbe müssen nicht auf Konkurrenten achten. Staatlichen Planern erwächst auch kein finanzieller Zugewinn daraus, dass sie die Wünsche der Patienten „richtig" erkennen und in ihre Planungen einfließen lassen. Kurzum: Es besteht kein Anreiz, auf die tatsächlichen Patientenwünsche einzugehen bzw. die Angebotsstrukturen flexibel an eine Änderung dieser Wünsche anzupassen. Ganz im Gegenteil: Häufig dürften regionalpolitische Belange oder Prestigedenken die Entscheidungen über die Notwendigkeit bzw. die Einrichtung von Krankenhäuser nicht unerheblich beeinflussen.[42]

Die Angebotsplanung führt aber nicht nur zu einer Marktschließung und einer mangelnden Anpassung an Patientenbedürfnisse. Denn unmittelbar mit der Angebotsplanung ist das System der so genannten dualen Finanzierung von Krankenhäusern verbunden. Duale Finanzierung bedeutet – im Gegensatz zur monistischen Finanzierung –, dass die Mittel, die einem Krankenhaus zur Verfügung stehen, aus zwei Quellen stammen: Die Investitionskosten werden aus staatlichen Haushalten (Steuermitteln) beglichen, die laufenden Betriebskosten übernehmen hingegen die Krankenkassen. Die Investitionskosten machen zwar nur 10 bis 15 Prozent der gesamten Betriebskosten aus, jedoch haben sie strategische Bedeutung für den gesamten Krankenhausbetrieb – sie entscheiden maßgeblich über den wirtschaftlichen Einsatz der übrigen 85 bis 90 Prozent

---

42 Vgl. *Sachverständigenrat zur Begutachtung der gesamtwirtschaftlichen Entwicklung* (2000), S. 244.

der Mittel.[43] Denn soll ein Krankenhaus neu gebaut werden oder soll sein Betriebsablauf modernisiert und neuen Gegebenheiten angepasst werden, so sind dafür Investitionen unumgänglich. Finanzieren staatliche Stellen aber die Investitionen, so haben sie ein Mitentscheidungsrecht bei der Durchführung von Investitionen. Die Folge: Strategische Veränderungen im Krankenhaussektor sind der Logik staatlicher Finanzierung unterworfen.[44]

Das führt zum einen dazu, dass notwendige Veränderungen unterbleiben oder erst mit erheblicher Zeitverzögerung durchgeführt werden. Zum anderen ist zu bedenken: Die Planer sind nicht diejenigen, die später mit den von ihnen geschaffenen Strukturen arbeiten müssen. Sie haben damit auch keinen Anreiz, gesonderten Wert auf flüssige und effiziente Organisationsabläufe zu legen. Tatsächlich ist festgestellt worden, dass in öffentlichen Krankenhäusern aufgrund von Vorschriften, die im Zuge der Planung erlassen worden sind, eklatant gegen elementare betriebswirtschaftliche Grundsätze verstoßen wird. Jedem, der bereits Erfahrungen mit Bürokratien gesammelt hat, wird es auch unmittelbar einleuchten, dass dieses Planungsverfahren nicht gerade geeignet ist, Flexibilität und Innovationsfreude bei Krankenhäusern zu fördern.

Ein Beispiel: In den vergangenen Jahrzehnten haben sich die Anforderungen, die Patienten an die Krankenhäuser stellen, deutlich verändert. Die Schwere der Erkrankungen hat zugenommen. Da die Krankenhausplanung dieser Entwicklung nicht angepasst wurde, sind ineffiziente Organisationsstrukturen entstanden. Unter anderem sind in den meisten Krankenhäusern die Intensivstationen zu klein, da das Verhältnis zwischen Intensiv- und Normalbetten zu einer Zeit festgelegt worden ist, als

---

43 Vgl. *Sachverständigenrat für die Konzertierte Aktion im Gesundheitswesen* (1996), S. 197

44 Vgl. *Neubauer* (1999), S. 22.

Intensivbehandlung relativ wenig in Anspruch genommen wurde. Intensivpatienten müssen daher zum Teil auf Normalstationen behandelt werden mit der Konsequenz, dass die entsprechenden personellen und materiellen Ressourcen überall vorgehalten werden müssen. Entsprechend hoch sind die laufenden Betriebskosten.

Dass es auch anders geht, hat der Sachverständigenrat für die Konzertierte Aktion im Gesundheitswesen vorgerechnet.[45] Am Beispiel des 1995 eröffneten Klinikums Meiningen GmbH, eines Allgemeinkrankenhauses in Thüringen, wurde gezeigt, dass eine monistische Finanzierungsstruktur erhebliche Einsparungspotentiale mit sich bringt. Das Krankenhaus hat (es ist in privater Trägerschaft) auf eine staatliche Finanzierung verzichtet und musste daher die Vorschriften für den öffentlichen Krankenhausbau nicht befolgen. Durch umfangreiche Investitionen in moderne Organisationsstrukturen[46] ist es dem Haus gelungen, die Fallkosten um 30 Prozent gegenüber Vergleichskrankenhäusern zu senken. Gleichzeitig wurde die Fallzahl pro Bett um 20 Prozent erhöht. Bei konsequenter Umsetzung vergleichbarer Konzepte könnten mittelfristig zweistellige Milliardenbeträge im Krankenhaussektor gespart werden. Schließlich würde durch solche Maßnahmen auch die Behandlungsqualität steigen. Denn Ineffizienzen – wie beispielsweise zu kleine Intensivstationen oder lange Wege und Wartezeiten – gehen immer zu Lasten des Patienten. Allerdings sind im gegebenen System der öffentli-

---

45 Vgl. dazu *Sachverständigenrat für die Konzertierte Aktion im Gesundheitswesen* (1996), S. 197ff..

46 Z.B. zweckgerichtete Planung mit kurzen Wegen und zentralen Arbeitsplätzen, vernetzte Arbeitsbereiche, flexibles Engpassmanagement durch große Intensivabteilungen, Mehrfachnutzung kostspieliger Geräte durch verschiedene Fachabteilungen, Outsourcing verschiedener Bereiche.

chen Krankenhausfinanzierung derartige innovative Konzepte nur schwer umzusetzen.[47]

Das zweite große Problem des Krankenhaussektors ist das Vergütungssystem. Das lange vorherrschende Selbstkostendeckungsprinzip hat kaum Anreize zur Wirtschaftlichkeit vermittelt.[48] Bis 1986 herrschte in Deutschland ein System vor, das alle angefallenen Kosten ohne Mengenbegrenzung erstattete. Dass ein solches Verfahren nicht dazu anregt, Patienten effizient zu behandeln, sondern ganz im Gegenteil dazu verführt, vorhandene Kapazitäten auch über den medizinischen Bedarf hinaus auszulasten, ist offenkundig. Unwirtschaftlichkeiten trägt dabei nicht das Krankenhaus selbst, sondern vielmehr der jeweilige Finanzierungsträger und damit alle Versicherten.

Man ist daher sukzessive von diesem System abgerückt. Mittlerweile spielen auch Fallpauschalen und Sonderentgelte eine Rolle. Bei diesen Formen werden nicht Einzelleistungen vergütet, vielmehr erhält das Krankenhaus für eine bestimmte Krankheit einen vorher festgelegten Betrag, der zur Durchführung der Behandlung zur Verfügung steht. Eine Festlegung der Behandlungsmethode ist damit nicht verbunden. Fallpauschalen sind ohne weiteres ein geeigneter Ansatz, um wirtschaftliches Verhalten zu fördern. Um mit einer Fallpauschale keinen Verlust zu erleiden, liegt es im Interesse des Krankenhauses, die jeweils notwendige Behandlung so effizient wie möglich durchzuführen. Allerdings werden derzeit nur zirka 20 bis 30 Prozent der Leistungen im Krankenhaus nach Fallpauschalen vergütet. Der Großteil der Leistungen wird immer noch kostenorientiert abgerechnet. Damit ist die Steuerungswirkung von Fallpauschalen von vornherein eingeschränkt. Zudem werden Gewinne und Verluste aus Fallpauschalen mit den kostenorientierten Pflege-

---

47 Vgl. *Oberender* und *Hacker* (1999), S. 350ff.

48 Vgl. grundlegend zu Vergütungssystemen im Krankenhaus *Neubauer* (1999).

sätzen verrechnet. Werden aber Gewinne und Verluste nivelliert, so geht auch die Anreizwirkung dieses Instruments verloren.

Angesichts dieses uneinheitlichen Systems erscheint die Forderung nach einem einheitlichen an Fallpauschalen orientierten Vergütungssystem verständlich. Mittlerweile ist die Entscheidung gefallen, ein solches System einzuführen. Gewählt wurde ein „Diagnose bezogenes Gruppierungssystem" (Diagnosis Related Groups, DRG).[49] Ein solches einheitliches System setzt Anreize zu wirtschaftlichem Verhalten. Bei gleichem Preis müssen sich die Krankenhäuser im Wettbewerb über Kosten und Qualität messen. Unwirtschaftliche Krankenhäuser, die über Fallpauschalen ihre Kosten nicht decken können, müssen dann ausscheiden (sofern sie keine staatliche Unterstützung erhalten).

Dennoch darf man von einer Einführung von DRGs in den Krankenhaussektor keine Wunder erwarten. Denn einerseits garantiert auch dieses Instrument keine adäquate Steuerung (unter anderem sind Qualitätsprobleme möglich). Andererseits sind DRGs nur geeignet, den Krankenhaussektor für sich zu steuern. Probleme, die im Zusammenspiel mit anderen Sektoren auftreten oder die aus einer mangelnden Verknüpfung der Sektoren resultieren, bleiben nach wie vor ungelöst.

c)   Sektorale Trennung

Gerade letzterer Aspekt stellt ein Spezifikum des deutschen Gesundheitswesens dar. So ist die deutliche Trennung zwischen ambulantem und stationärem Sektor ein Wesensmerkmal des deutschen Gesundheitssystems. Diese Abgrenzung ergibt sich aus sozialgesetzlichen Vorschriften. Im Sozialgesetzbuch V ist genau geregelt, was unter stationärer, was unter ambulanter Versorgung zu verstehen ist. Für den einzelnen Anbieter heißt dies, dass er sein Leistungsspektrum nicht nach Belieben aus-

---

49 Vgl. *Sachverständigenrat für die Konzertierte Aktion im Gesundheitswesen* (2001b), S. 171ff.

dehnen darf. Ein Krankenhaus, das seine Kapazitäten nutzen und gern ambulant behandeln möchte, darf dies nicht ohne weiteres tun. Seitens der niedergelassenen Ärzte wird diese strikte Grenze vehement verteidigt. Die bestehenden Honorierungsverfahren zementieren diese Grenze. Sie sind rein sektorspezifisch ausgelegt; sektorübergreifende Zusammenarbeit wird daher nicht angemessen entlohnt. Der finanzielle Anreiz hierzu fehlt also.

Eine systematische Kommunikation und Kooperation zwischen beiden Sektoren findet daher nur sehr eingeschränkt statt. Daraus erwachsen wiederum Ineffizienzen, die die Gesundheitsausgaben unnötig in die Höhe treiben und auch zu Qualitätsmängeln führen. Hinzuweisen wäre auf doppelt vorgehaltene (und auch in Anspruch genommene) Facharztekapazitäten, auf unnötige Überweisungen und auf unnötige Parallel- und Doppeluntersuchungen. Unkoordinierte Therapien bleiben nicht ohne Auswirkungen auf die Behandlungsqualität. Regelmäßig verliert der Hausarzt bei einer Überweisung ins Krankenhaus den Kontakt zum Patienten. Wichtige Kenntnisse – z.B. über das persönliche Umfeld des Patienten –, die der Klinikarzt in der Regel gar nicht haben kann, bleiben dann unberücksichtigt. Umgekehrt verliert auch der Klinikarzt bei Entlassung den Kontakt zum Patienten. Eine ganzheitliche Abstimmung und Kontrolle der Therapien findet also nicht statt.[50]

d)   Korporatismus

Ein Aspekt der Angebotsseite ist bisher unbeleuchtet geblieben: Wie kommen die Versorgungsverträge, die das Verhalten der Leistungserbringer maßgeblich prägen, zustande? Hier spielen im System der Gesetzlichen Krankenversicherung die Verbände

---

50   Vgl. *Sachverständigenrat für die Konzertierte Aktion im Gesundheitswesen* (1995), S. 24f., *Monopolkommission* (1998), S. 324f. sowie *Oberender* und *Hacker* (1999), S. 349.

der Leistungserbringer und Krankenkassen eine maßgebliche Rolle. Aus diesem Grund ist das Gesundheitswesen schon des öfteren als „Veranstaltung der Verbände" (Herder-Dorneich) bezeichnet worden. Versorgungsverträge werden in Verhandlungen zwischen diesen Verbänden „gemeinsam und einheitlich" geschlossen. Dieses Korporatismus genannte Verhandlungssystem ist im Bereich der ambulanten Versorgung besonders stark ausgeprägt.[51] Am Beispiel der ambulanten Versorgung lässt sich zeigen, dass der Korporatismus die Wirtschaftlichkeit und die Anpassungsfähigkeit des Systems bedroht.

Korporatistische Koordinationsverfahren waren nicht von Anfang an Teil der Gesetzlichen Krankenversicherung. Die typischen Merkmale – einheitliche Versorgungsverträge und Zwangsverbände – gab es bei Gründung der Gesetzlichen Krankenversicherung im Jahre 1883 noch nicht. Vielmehr war es den Kassen durchaus möglich, mit Ärzten Einzelverträge abzuschließen.[52] Allerdings hat dies zum Teil erheblichen Unmut hervorgerufen und zu Konflikten bis hin zu Ärztestreiks geführt. So bildeten sich um die Jahrhundertwende Ärzteverbände als Gegenmacht zu den Krankenkassen. Weil das Verhältnis von Kassen und Ärzten in der Weimarer Republik stets Konfliktstoff beinhaltet hatte, entschloss sich der Gesetzgeber im Jahre 1931, das Verhältnis von Ärzten und Kassen neu zu regeln. Das brachte eine Intensivierung des Korporatismus mit sich: Kern der damaligen Verordnungen war die Einrichtung der kassenärztlichen Vereinigungen als Körperschaften des öffentlichen Rechts mit

---

51 Im Krankenhaussektor spielen die Verbände zwar auch eine Rolle. Jedoch sind hier zusätzlich staatliche Lenkungsmaßnahmen in erheblichem Umfang zu verzeichnen (s.o.).

52 Die frühen Krankenkassen der GKV werden daher gelegentlich mit den Health Maintenance Organisations (HMO) verglichen, wie sie heute in den USA eine große Rolle spielen (vgl. *Abel-Smith* 1996, S. 22). Vgl. zum folgenden die Hinweise bei *Herder-Dorneich* (1981), S. 18f.

Zwangsmitgliedschaft. Die kassenärztlichen Vereinigungen erhielten das alleinige Recht zugesprochen, Gesamtverträge abzuschließen – sie erhielten von den Kassen eine pauschalierte Gesamtvergütung und verteilten diese nach selbsterstelltem Honorarschlüssel an ihre Mitglieder. Im Gegenzug waren sie für die Sicherstellung der kassenärztlichen Versorgung verantwortlich (Sicherstellungsauftrag). Damit war das korporatistische Koordinationsverfahren zwischen Kassenärztlichen Vereinigungen und Spitzenverbänden der Krankenkassen etabliert; der Übergang von Einzelverträgen zum Kollektivvertrag war vollzogen. Dieses System hat sich bis heute erhalten und nimmt zahlreiche Steuerungsfunktionen wahr. Natürlich spielten noch andere Motive eine Rolle, als das korporatistische System eingerichtet worden ist – insbesondere die Skepsis gegenüber Marktlösungen: Man traute dem Markt nicht zu, eine ausreichende Versorgung herbeizuführen und hielt Wettbewerb für unvereinbar mit ärztlichem Handeln. Korporatistische (und auch staatlich-dirigistische) Lösungen sind daher schnell zu der dominanten Stellung im deutschen Gesundheitswesen gelangt, die sie auch heute noch einnehmen.

Das Verhandlungssystem hat zur Folge, dass das Leistungsgeschehen in der ambulanten Versorgung von einer Struktur beherrscht wird, die sich als zweiseitiges Monopol charakterisieren lässt.[53] Die Verbandsvertreter der Kassenärztlichen Vereinigung sowie die Vertreter der Spitzenverbände der gesetzlichen Krankenkassen handeln die Angebotsbedingungen, insbesondere die Vergütungen untereinander aus ohne einer Kontrolle durch Wettbewerber zu unterliegen. Welches Ergebnis dabei erzielt wird, das folgt aus dem im Rahmen dieses Textes schon mehrfach bemühten Grundprinzip: Menschen handeln eigeninteressiert entlang der Anreize, die ihnen ihr Regelumfeld bietet. Konkret heißt dies in diesem Fall: Verbandsvertreter handeln – obwohl sie dies gerne behaupten – nicht notwendigerwei-

---

53 Vgl. zu einer grundsätzlichen Kritik des Korporatismus *Streit* (1988).

obwohl sie dies gerne behaupten – nicht notwendigerweise im Interesse des Gesamtsystems bzw. der Patienten. Sie sind gezwungen, sich der inneren Logik von Verbandsverhandlungen zu unterwerfen. Es ist aus ihrer Sicht rational, Versorgungsverträge auszuhandeln, die ihre persönliche Position und die ihres Verbandes stärken. Das geschieht am einfachsten dadurch, dass sie ihren Verbandsmitgliedern Einkommenszuwächse verschaffen und Konflikte innerhalb der Verbände vermeiden.

Die Folge: Die Anreizstrukturen des Verbandswesens lassen das Gesundheitssystem zur Erstarrung tendieren; Innovationen sind nur schwer möglich. Eine Versorgungsstruktur, die den gewandelten Bedürfnissen der Patienten ausreichend Rechnung trägt, liegt nicht im Interesse der Verbandsvertreter. Würden Verbandsvertreter nämlich mit den Krankenkassen übereinkommen, die Versorgungsstrukturen in größerem Umfange zu ändern, so hätte dies unmittelbaren Einfluss auf die Verteilungspositionen ihrer Mitglieder (das oben erwähnte Punktsystem müsste geändert werden). Es wird automatisch auch Verlierer in diesem Prozess geben. Diese Verlierer haben einen hohen Anreiz, Widerstand gegen die Verbandsführung zu mobilisieren, so dass deren Position gefährdet ist. Man verzichtet also lieber auf Neuerungen (oder geht diese nur halbherzig an) und bleibt bei Altbewährtem. Das hat zur Folge, dass zwar formal eine quantitativ ausreichende Versorgung besteht (der Sicherstellungsauftrag ist erfüllt). Es ist aber zweifelhaft, ob deren Struktur und Qualität den Ansprüchen der Patienten gerecht wird. Zudem zementiert das Verbandswesen als solches die funktionale Trennung zwischen ambulanter und stationärer Versorgung, da eine Aufhebung dieser Trennung die Position der Kassenärztlichen Vereinigung unterminiert. Übergreifende Lösungen werden auf diese Weise erschwert.

Dieses Verhalten wird den Verbänden im deutschen Gesundheitswesen leicht gemacht: Schließlich verfügen sie über eine gesicherte Monopolposition und müssen Kollektivverträge nach dem Prinzip „einheitlich und gemeinsam" abschließen.

Außenseiterkonkurrenz ist damit von vornherein ausgeschlossen. Das Prinzip „einheitlich und gemeinsam" im Kollektivvertragsrecht führt dazu, dass eine Vielfalt von Lösungen bezüglich des Angebots medizinischer Leistungen nicht zustande kommt. Die Verbände unterliegen zudem einer unzureichenden Machtkontrolle; ihre demokratische Legitimation ist fraglich. Auch die Binnenstruktur dieser Verbände ist hochproblematisch. Zwangsorganisationen, die die Freiheitsrechte ihrer Mitglieder erheblich begrenzen (Abwanderung und Widerspruch sind nur eingeschränkt möglich) widersprechen einer freiheitlich-demokratischen Grundordnung.

2.5 Defizite bei Krankenkassen

Man könnte nun meinen, dass Krankenkassen eigentlich ein Interesse daran haben müssten, diese Entwicklung durch entsprechende Kontrollmechanismen nachhaltig einzudämmen. Das ist prinzipiell auch der Fall, aber nur prinzipiell. Seit dem Gesundheitsstrukturgesetz dürfen die Versicherten ihre Krankenkasse frei wählen. Folglich stehen die Kassen untereinander im Wettbewerb um die Versicherten. Um im Wettbewerb erfolgreich zu sein, stehen einzelnen Kassen unterschiedliche Strategien zur Auswahl. Zum Beispiel könnte man auf besonders günstige Beitragssätze setzen. Ein anderer Ansatz bestünde darin, den Versicherten zwar nicht unbedingt den günstigsten Beitragssatz zu bieten, dafür aber ein innovatives Versorgungsangebot oder Zugang zu Leistungserbringern, die für ihre Qualität anerkannt sind. Beide Strategien erfordern, dass die Kassen auf die Leistungserbringer Einfluss nehmen und dort für – im weitesten Sinne – effiziente Strukturen sorgen. Ebenso liegt es unter Konkurrenzbedingungen im Interesse der Versicherungen, auf das Inanspruchnahmeverhalten der Versicherten einzuwirken.

Nur: Den Krankenkassen sind weitgehend die Hände gebunden. Man ist bei der Einführung von Wettbewerbselementen in die Gesetzliche Krankenversicherung auf halbem Wege stehen geblieben. Nach wie vor müssen die Krankenkassen mit den Ergebnissen korporatistischer und dirigistischer Prozesse im Gesundheitswesen leben. Die vielfältigen Gestaltungsmöglichkeiten, die Wettbewerb eigentlich ausmachen und die grundlegend für seine positiven Wirkungen sind, wurden den Kassen vorenthalten. Tatsächlich entsteht auf diese Weise eher ein Steuerungschaos, als dass Wettbewerb die Effizienz des Systems steigert.[54]

Dieses Steuerungschaos zeigt sich vor allem darin, dass die Krankenkassen auch unter den Bedingungen des Wettbewerbs zahlreiche Solidaraufgaben erfüllen müssen. Diese Solidaraufgaben schlagen sich in vielfältigen Umverteilungszielen nieder. Neben der für alle (auch privatwirtschaftlich organisierte) Krankenversicherungen konstitutiven Umverteilung von gesunden zu kranken Versicherten wird eine Umverteilung von Beziehern höherer Einkommen zu Beziehern niedriger Einkommen (Einkommensausgleich), von Alleinstehenden über kleine zu großen Familien (Familienlastenausgleich) sowie von jungen zu alten Versicherten (Generationenausgleich) angestrebt. Ausdruck des Solidarprinzips sind – wie oben schon angedeutet – rein einkommensabhängige Beiträge. Um diese Solidarelemente nicht zu gefährden, ist parallel zur Freigabe der Kassenwahl der so genannte Risikostrukturausgleich (RSA) zwischen den gesetzlichen Krankenkassen eingeführt worden. Ziel dieses Instruments ist es, Kassen, die innerhalb dieses Solidarsystems überdurchschnittlich viele Solidaraufgaben wahrnehmen – z.B. indem sie besonders viele alte Versicherte aufweisen – und deshalb aufgrund hoher Kostenbelastung möglicherweise einen Wettbewerbsnachteil erleiden, einen Ausgleich zu schaffen, der für Chancengleichheit im Wettbewerb sorgt. Zentrales Problem des RSA: In vereinfachten Modellen sind tatsächlich Ausgleichssys-

---

54 Vgl. *Cassel, Knappe* und *Oberender* (1997).

teme vorstellbar, die genau diese Aufgabe erfüllen. Das heißt aber noch nicht, dass diese Instrumente auch in der Realität funktionieren. Tatsächlich hat sich gezeigt, dass der Risikostrukturausgleich in hohem Maße das Verhalten der Krankenkassen im Wettbewerb beeinflussen kann. Zumindest ein Teil der Wirtschaftlichkeitsanreize, die ihnen Wettbewerb eigentlich vermittelt, wird ihnen wieder genommen. Damit handelt es sich bei diesem Instrument eher um einen Bestandsschutz für leistungsschwache Kassen als um einen Garanten der Solidarität.[55]

Zudem muss auch die Frage erlaubt sein, ob denn der Solidarausgleich innerhalb der Gesetzlichen Krankenversicherung tatsächlich das leistet, was sich der Gesetzgeber davon verspricht. Hier sind erhebliche Zweifel angebracht. Welche Wirkungen tatsächlich erreicht werden, ist höchst undurchsichtig und auch empirisch kaum zu ermitteln. Häufig sind die Ausgleichseffekte reine Finanzierungsillusionen, oder sie neutralisieren sich gegenseitig. Zudem bringt die Art der Beitragserhebung nicht nachvollziehbare Ungerechtigkeiten mit sich. So können z.B. Familien mit gleichem Monatseinkommen völlig unterschiedlich belastet werden. Betrachtet man zwei Familien, die jeweils über ein monatliches Gesamteinkommen von 12 600 DM verfügen können, aber mit dem Unterschied, dass in der einen Familie ein Verdiener allein dieses Einkommen erwirtschaftet, während dies in der anderen Familie zwei Verdiener zu gleichen Teilen tun. Nimmt man an, dass die Beitragsbemessungsgrenze bei 6 300 DM liegt, so müsste die erste Familie 860 DM an Beiträgen zahlen, die zweite aber 1 720 DM. Mit herkömmlichen Gerechtigkeitsvorstellungen dürfte dies kaum vereinbar sein.[56]

---

[55] Auf den Risikostrukturausgleich wird nochmals zurückzukommen sein, wenn das Verhältnis von Wettbewerb und Solidarität zu diskutieren ist. Vgl. zum Risikostrukturausgleich auch *Oberender* und *Fleischmann* (2001).

[56] Das Beispiel ist *Monopolkommission* (1998), S. 321 entnommen. Vgl. zu Anspruch und Wirklichkeit der Umverteilung in der Gesetzli-

Fraglich ist zudem, ob es mit der Logik des Solidarausgleichs vereinbar ist, dass gerade einkommensstarken Personen die Möglichkeit eingeräumt wird, die Gesetzliche Krankenversicherung zu verlassen. Personen, deren Einkommen die Beitragsbemessungsgrenze überschreitet, haben die Wahl, sich freiwillig in der Gesetzlichen Krankenversicherung zu versichern oder in die Private Krankenversicherung abzuwandern. Einen Anreiz, aus der Gesetzlichen Krankenversicherung auszusteigen, haben aber genau die Personen, die glauben, gegenüber der Krankenkasse in einer Nettozahlerposition zu sein. In der Gesetzlichen Krankversicherung werden nur diejenigen bleiben, die glauben, mit ihrem Beitrag einen Nettogewinn zu erzielen. Tatsächlich zeigt sich, dass überdurchschnittlich viele Personen, die ein hohes Krankheitsrisiko aufweisen (schlechte Risiken), sich dafür entscheiden, in der Gesetzlichen Krankenversicherung zu bleiben. Im Gegenzug versichert die Private Krankenversicherung überdurchschnittlich viele gute Risiken.[57] Damit werden nicht nur die Solidarziele geschädigt, auch die Finanzierungsbasis der Gesetzlichen Krankenversicherung wird unterminiert – das System schädigt sich selber.

2.6 Gesundheit auf politischen Marktplätzen

Die Haltung der Politik zum Gesundheitswesen ist nach wie vor zwiespältig. Einerseits ist man sich darüber im Klaren, dass ein reines „weiter so!" nicht möglich ist und dass Einschnitte ins System unumgänglich sind. Man hat die Notwendigkeit von Reformen erkannt und auch schon häufig darauf hingewiesen.

---

chen Krankenversicherung die Anmerkungen bei *Breyer* (1997) und *Knappe* (2001).

57 Vgl. *Sachverständigenrat zur Begutachtung der gesamtwirtschaftlichen Entwicklung* (2000), S. 245, *Börsch-Supan* (1998).

Andererseits konfligiert dies mit dem Anspruch der Politik, den Bürgern im Rahmen der Gesetzlichen Krankenversicherung eine möglichst lückenlose und umfassende Krankenversicherung zu bieten. Argumentationsgrundlage ist dabei der Gleichheitsgrundsatz: Die Solidargemeinschaft müsse allen Bürgern unterschiedslos den Zugang zur modernen Hochleistungsmedizin gewährleisten. Alles andere komme einer Zwei-Klassen-Medizin gleich, die es in jedem Falle zu verhindern gelte. Diese Egalisierungstendenzen hemmen den Willen, Leistungen der solidarischen Finanzierung zu entziehen, oder haben eine weiter gehende Tendenz zur Leistungsausdehnung zur Folge.

Betrachtet man die Eigengesetzlichkeiten (Anreizsituation) politischer Marktplätze, so wird dies verständlich: Politiker (bzw. Parteien) wollen wiedergewählt werden. Sie müssen daher Stimmenmaximierung betreiben.[58] Um im politischen Wettbewerb bestehen zu können, müssen sie sich von ihren Konkurrenten abheben, also ihren Wählern Angebote machen, die diese fühlbar besser stellen. Soziale Leistungen sind ein Musterbeispiel für solche Angebote, mit denen Politiker ihre Klientel bedienen, um gewählt zu werden. Die massive Leistungsausdehnung, die in der Gesetzlichen Krankenversicherung seit den 60er Jahren zu verzeichnen war, ist nicht zuletzt auf diese Motivationslage zurückzuführen. Da in der Zukunft jene Wähler, für die staatliche Transferleistungen wesentliche Bestandteile des eigenen Einkommens sind (Rentner, Arbeitslose, Erwerbs- und Berufsunfähige, Sozialhilfeempfänger), die Mehrheit der Wahlberechtigten darstellen, ist diese Tendenz ungebrochen. Ein zusätzliches Problem: Den Wählern wird suggeriert, dass es immer so weitergehen und die Solidargemeinschaft sie mit immer besseren Leistungen versorgen könne. Anspruchsdenken wird auf diese Weise politisch produziert. Der Konkurrenzkampf um die politische

---

58 Vgl. als klassische Quelle hierzu *Downs* (1957).

Macht wird daher zunehmend mit Hilfe der Sozialpolitik ausgetragen.[59]

2.7 Zwischenfazit

Märkte für Gesundheitsgüter weichen – das hat diese knappe Problemanalyse gezeigt – in vielerlei Hinsicht von herkömmlichen Märkten ab. Das liegt an Besonderheiten von Gesundheitsgütern. Diese Besonderheiten führen zu Informationsasymmetrien auf Gesundheitsmärkten, die besondere Vorkehrungen erforderlich machen, um Angebot und Nachfrage koordinieren zu können. Das liegt auch an bestehenden Krankenversicherungen, die Einfluss auf die Nachfrage nehmen. Das allein ist aber noch nicht ursächlich für die Ausgabenexpansion und die Strukturdefizite, mit denen das deutsche Gesundheitswesen zu kämpfen hat. Ausgabenexpansion und Strukturdefizite folgen direkt aus der institutionellen Ausgestaltung des deutschen Gesundheitswesens. Diese führt dazu, dass die Systemakteure mit einer ganzen Reihe von Fehlanreizen konfrontiert werden, die individuell rationales Handeln in eine kollektive Selbstschädigung münden lässt. Im Einzelnen lässt sich feststellen:

— Den GKV-Versicherten wird ein gesundheitspolitisches Schlaraffenland vorgegaukelt. Solidarprinzip und Vollversicherungsschutz führen dazu, dass den Versicherten der Zusammenhang von Leistung und Gegenleistung nicht bewusst ist. Sie meinen, Gesundheitsleistungen zum Nulltarif in Anspruch nehmen zu können. Dass sie dies schließlich auch tun, und ihre Nachfrage über ein öko-

---

[59] Vgl. *Oberender* und *Hebborn* (1994), S. 132f. und *Oberender* (1996), S. 93.

nomisch vernünftiges Maß hinaus, ausweiten, kann ihnen niemand übel nehmen.

— Die Anbieter sind Anreizen ausgesetzt, die sie dazu verleiten, diese expandierende Nachfrage zu bedienen und sogar noch weiter auszudehnen. Ein vorwiegend auf Einzelleistungshonorierung gegründetes Honorierungssystem animiert Leistungserbringer dazu, Nachfrage zu induzieren. Ein System aus Korporatismus, staatlicher Planung und fehlenden Konkurrenzbeziehungen trägt auf der Angebotsseite dazu bei, Strukturdefizite entstehen zu lassen. Verschwenderisches Handeln und fehlende Orientierung am Interesse der Patienten werden begünstigt. Die Anpassungsfähigkeit des Systems an neue Herausforderungen ist erheblich eingeschränkt.

— Die Krankenkassen haben zwar grundsätzlich ein Interesse daran, auf diese Strukturen mäßigend einzuwirken. Nur fehlen ihnen einerseits die Instrumente, dies zu tun. Andererseits sind die Kassen in ein korporatistisches Verhandlungssystem eingebunden, das sie zu Rücksichten auf die Verbände der Leistungserbringer zwingt. Zudem wird Wettbewerb zugunsten eines Solidarausgleichs mit fragwürdigen Nettoeffekten eingeschränkt.

— Politiker haben hohe Anreize, eine Ausweitung sozialer Leistungen als Aktionsparameter auf dem Markt für Wählerstimmen einzusetzen. Ihr Wille, Einschnitte im System vorzunehmen, ist entsprechend schwach ausgeprägt. Es besteht immer die Gefahr, dass sie Gesundheitsleistungen als Wahlgeschenke verteilen und auf Seiten der Versicherten Anspruchsdenken produzieren.

Damit zeigt sich: Im Gesundheitswesen greift eine Vielzahl von komplexen Fehlanreizen auf verschiedenen Ebenen ineinander. Das führt zum „Teufelskreis der GKV"[60]: Sachleistungs- und Solidaritätsprinzip verleiten Versicherte und Leistungserbringer dazu, sich nicht mehr mit den monetären Konsequenzen ihres Handelns auseinander zu setzen. Ein Verantwortungsvakuum entsteht: Zwar bringen Gesundheitsgüter individuellen Nutzen, jedoch werden die Kosten aufs Kollektiv abgeschoben. Diese Rationalitätenfalle führt zu gravierenden Folgen für das finanzielle Gebaren der Gesetzlichen Krankenversicherung. Ständig steigende Leistungsausgaben führen zur permanenten Ausgabenunterdeckung. Ihr wird mit einer ständigen Ausweitung der Mitgliedschaftspflicht sowie einer Erhöhung der Beitragssätze begegnet. Letztlich findet auf diese Weise eine „Ausbeutung aller durch alle" statt. Verbunden damit sind ein zunehmender Missbrauch und eine zunehmende Aushöhlung des Solidarprinzips. Gleichzeitig genügen die Gesundheitsleistungen, die aus diesem gesellschaftlichen Ressourcenverbrauch hervorgehen, nicht erstklassigen Qualitätsansprüchen.

Diese Ausführungen legen den Eindruck nahe, Patienten wie Leistungserbringer mit Vorwürfen, sich systemschädlich zu verhalten, überschütten zu wollen. Das – und darauf sei explizit hingewiesen – ist hier nicht beabsichtigt und wäre eine Fehlinterpretation der hier geäußerten Grundgedanken. Vielmehr handeln Patienten und Leistungserbringer aus ihrer persönlichen Sicht rational; ihnen ist kein Vorwurf zu machen, wenn sie das Krankenversicherungssystem dazu nutzen, ihren persönlichen Nutzen zu erhöhen. Eine freiheitlich-marktwirtschaftlich geordnete Gesellschaft beruht darauf, dass Individuen die ihnen eingeräumten Freiheitsspielräume auch nutzen, um ihre persönlichen Ziele zu erreichen. Es wäre nun in hohem Maße schizophren anzunehmen, dass Menschen, die sonst eigennutzorientiert handeln, im Gesundheitswesen dies gerade nicht tun und hier zum Wohle der Gesamtheit handeln. Weder dem Arzt, der

---

60 *Oberender* und *Hebborn* (1994), S. 63.

versucht, sein Einkommen zu maximieren, noch dem Patienten, der möglichst viele Leistungen in Anspruch nehmen möchte, ist daher ein Vorwurf zu machen. Zu kritisieren sind aber die Anreiz- und Regelstrukturen des Gesundheitswesens. Sie sind es, die das eigennutzorientierte Verhalten von Leistungserbringern und Patienten in eine Richtung lenken, die zu volkswirtschaftlicher Verschwendung führt.

3. Äußere Einflüsse

Damit ist der erste Schritt der Analyse des Gesundheitswesens abgeschlossen. Es wurde ein System von Fehlanreizen identifiziert, die das Gesundheitswesen zum volkswirtschaftlichen Problemfall machen. Äußere Einflüsse bewirken nun, dass sich die Schwierigkeiten, mit denen die deutsche Gesundheitsversorgung derzeit zu kämpfen hat, noch potenzieren. Diese äußeren Einflüsse lassen die mangelnde Anpassungsfähigkeit des Systems deutlich zu Tage treten. Oder anders ausgedrückt: Würden diese äußeren Einflüsse nicht bestehen, so würden vermutlich die Probleme des Gesundheitswesens – trotz vielfältiger Fehlanreize – gar nicht als derart drückend empfunden. Die maßgeblichen Einflüsse[61] sind die demographische Entwicklung, der technische Fortschritt in der Medizin sowie die bevorstehende Markt-

---

61 Einschränkend ist hier darauf hinzuweisen, dass es sich nicht um Entwicklungen handelt, die völlig unabhängig vom Gesundheitswesen aufgetreten sind und nun Einfluß darauf ausüben. Tatsächlich hat das Gesundheitswesen diese Entwicklungen mitverursacht, z.B. die demographische Entwicklung. Warum hier von äußeren Einflüssen im Gegensatz zu den inneren Strukturen die Rede ist, liegt vor allem daran, dass letztere kurzfristig beeinflußbar sind, während erstere sich kurzfristigen politischen Einflüssen entziehen.

öffnung, insbesondere im Rahmen der Europäischen Integration.[62]

3.1 Demographische Entwicklung

Die Gesetzliche Krankenversicherung finanziert die Gesundheitsausgaben mit Hilfe eines Umlageverfahrens. Die eingenommenen Beiträge werden sofort wieder verausgabt, Rückstellungen werden nicht gebildet. Das impliziert einen Generationenvertrag: Die Versicherten im erwerbsfähigen Alter finanzieren einen großen Teil der Ausgaben, die Versicherte im nicht mehr erwerbsfähigen Alter verursachen. Dabei gehen die erwerbstätigen Versicherten davon aus, dass auch ihre Ausgaben im Alter von nachrückenden erwerbstätigen Generationen gedeckt werden. Dieses Grundprinzip macht die Gesetzliche Krankenversicherung – ähnlich der Rentenversicherung – anfällig für die demographische Entwicklung bzw. einen veränderten Altersaufbau einer Gesellschaft. Denn das Umlageverfahren funktioniert nur dann zufriedenstellend, wenn die ältere Generation in Relation zur jüngeren Generation zahlenmäßig nicht zu stark anwächst.

Die demographische Entwicklung[63] in westlichen Industriestaaten lässt sich derzeit treffend mit dem Begriff Vergreisung umschreiben: Der Anteil älterer Menschen nimmt stetig zu. Das liegt zum einen daran, dass weniger Kinder geboren werden. Zum anderen leben die Menschen länger als zu früheren Zeiten. Die Nettoreproduktionsrate – der Anteil, zu dem die jeweilige Müttergeneration später durch die Tochtergeneration ersetzt

---

62 Vgl. auch *Okruch* (2001) und *Knappe* (2001).

63 Vgl. zum Folgenden ausführlich die Studie von *Hof* (2001) sowie *Sachverständigenrat für die Konzertierte Aktion im Gesundheitswesen* (1996), S. 69ff.

wird – weist derzeit einen Wert von zirka 0,65 auf. Sie liegt damit um ein Drittel unter dem Niveau, das zur Bestandserhaltung der Bevölkerung notwendig wäre. Gleichzeitig ist im Laufe der Zeit die Lebenserwartung der deutschen Bevölkerung beträchtlich angestiegen. Betrug die durchschnittliche Lebenserwartung einer zu Ende des 19. Jahrhunderts geborenen Frau nur 38,5 Jahre, so stieg dieser Wert in den späten achtziger Jahren des 20. Jahrhunderts bereits auf 79 Jahre. Eine ähnliche Entwicklung war bei Männern zu verzeichnen.

Das hat mehrere Folgen für die GKV. So bedeutet der veränderte Altersaufbau, dass es immer weniger Menschen im erwerbsfähigen Alter gibt, dafür aber immer mehr im nicht erwerbsfähigen Alter. Eine gute Vorstellung von dieser Entwicklung liefert der so genannte Altenquotient. Diese Kennziffer gibt an, wie viele Personen, die 60 Jahre und älter sind, auf 100 20- bis unter 60jährige kommen. 1990 kamen 35,2 über 60jährige auf 100 20- bis unter 60jährige. Der achten koordinierten Bevölkerungsvorausberechnung zufolge wird sich diese Kennziffer bis zum Jahre 2040 auf einen Wert zwischen 65 und 71 zu bewegen.[64] Schwindet aber die zahlenmäßige Bedeutung der erwerbstätigen Bevölkerung, so bricht die Finanzierungsbasis der Gesetzlichen Krankenversicherung weg. Die Einkommen der Erwerbstätigen werden mit immer höheren Beiträgen zur Gesetzlichen Krankenversicherung belastet. Da nicht nur die Gesetzliche Krankenversicherung diesem Effekt ausgesetzt ist, sondern auch die anderen Sozialversicherungszweige, insbesondere die Rentenversicherung, hat dies bedrohliche Auswirkungen auf die Beitragssätze zu den Sozialversicherungen insgesamt. Ob der Generationenvertrag unter diesen Bedingungen noch Bestand haben kann, ist fraglich.

Noch eine weitere Auswirkung der demographischen Entwicklung darf nicht übersehen werden. Eine vergreisende

---

64 Die Daten sind entnommen aus *Sachverständigenrat für die Konzertierte Aktion im Gesundheitswesen* (1996), S. 86.

Bevölkerung hat nicht nur einen Niveaueffekt auf die Gesundheitsausgaben und die Beitragssätze. Vielmehr stellt dieser Bevölkerungswandel auch neue Anforderungen an das Gesundheitswesen.[65] Altern ist zwar nicht zwangsläufig mit Krankheit verbunden, jedoch treten in diesem Lebensabschnitt aufgrund verringerter Widerstandsfähigkeit und erhöhter Anfälligkeit verstärkt gesundheitliche Probleme auf. Dabei handelt es sich weniger um akute Krankheiten, sondern vielmehr um chronisch-degenerative Leiden. Gleichzeitig ist zu beobachten, dass häufig mehrere chronische Krankheiten bei einem Patienten vorliegen (Multimorbidität). Infolge dessen nimmt die Zahl der Pflegefälle enorm zu. Diese Krankheiten stellen ganz neue Anforderungen an das Gesundheitswesen. Es reicht nicht mehr aus, nur noch akut lebensbedrohliche Zustände zu beseitigen oder Funktionsausfälle zu überwinden. Erfolgversprechend sind hier vielmehr ganzheitliche Langzeittherapien, die erheblichen Koordinationsaufwand erfordern.

3.2 Medizinisch-technischer Fortschritt

Der medizinisch-technische Fortschritt ist ein prägnantes Beispiel dafür, wie äußere Einflüsse mit den verfehlten Anreizstrukturen zusammenwirken und so dazu beitragen, dass die Ausgaben für Gesundheitsleistungen kontinuierlich ansteigen. In der Vergangenheit hat der medizinisch-technische Fortschritt ein stetig wachsendes Spektrum an Therapiemöglichkeiten eröffnet; es ist von einer „Explosion des Machbaren" die Rede. Aus volkswirtschaftlicher Sicht stimmt besonders bedenklich, dass über die Produktion und den Einsatz von Innovationen im Gesund-

---

65 Vgl. dazu *Sachverständigenrat für die Konzertierte Aktion im Gesundheitswesen* (1996), S. 111ff.

heitswesen ohne Rücksicht auf die dabei aufzuwendenden Ressourcen entschieden wird.

Auch das folgt aus der Anreizsituation, der sich die Systemakteure gegenübersehen: Die Leistungserbringer haben einen hohen Anreiz, neue technische Möglichkeiten sofort aufzugreifen. Denn neue Technologien bieten ihnen neue Einkommenschancen. Auf der anderen Marktseite sehen die Nachfrager keinen Anlass, sich gegen dieses Verhalten der Ärzte „zur Wehr" zu setzen. Warum auch sollte ein Patient, dem medizinische Neuerungen aus seiner Sicht kostenlos zur Verfügung stehen, darauf verzichten, diese Neuerungen in Anspruch zu nehmen? Damit soll nicht gesagt werden, dass es keinen technischen Fortschritte geben solle oder dieser etwa schädliche Wirkungen habe. Ganz im Gegenteil: Technischer Fortschritte hat in der Medizin viele segensreiche Wirkungen entfaltet; ohne ihn wäre die moderne Medizin gar nicht denkbar. Nur: Die Anreizstrukturen führen dazu, dass weder die Nutzer noch die Innovatoren Nutzen und Kosten von Innovationen miteinander vergleichen. Die Folge ist, dass gesellschaftliche Ressourcen durch das Gesundheitswesen überbeansprucht und die Ausgaben in die Höhe getrieben werden. Sollen weiterhin grundsätzlich alle technischen Neuerungen für alle Versicherten verfügbar sein, wird das System unfinanzierbar.[66]

Diese Ausgabensteigerung hat vor allem etwas mit der Art des technischen Fortschritts zu tun, der typischerweise im Gesundheitswesen auftritt. Ganz allgemein lässt sich von technischem Fortschritt sprechen, wenn neues Wissen entwickelt wird, das geeignet ist, in Behandlungsprozessen das Verhältnis zwischen Ressourceneinsatz und Ergebnis zu verbessern. Es lassen sich drei Formen technischen Fortschritts unterscheiden: So können bisherige Produktionsverfahren verbessert werden, so dass die Herstellung eines bestimmten Gutes oder einer Dienst-

---

66 Vgl. *Monopolkommission* (1998), S. 315, *Okruch* (2001), S. 130.

leistung weniger Ressourcen beansprucht (Prozessinnovation). Weiterhin können bestehende Prozesse neu kombiniert werden (organisatorische Innovationen). Schließlich können auch völlig neue Güter oder Dienstleistungen entwickelt werden (Produktinnovation). In der Realität können auch Kombinationen dieser Grundformen auftreten.[67]

Die medizintechnologische Forschung hat bisher nur in beschränktem Umfang kostensenkende Prozessinnovationen hervorgebracht, also Technologien, mit denen ein gegebenes Behandlungsziel effizienter erreicht werden könnte. Auch organisatorische Innovationen waren bisher in der Minderzahl. Der medizinisch-technische Fortschritt hat sich in der Regel auf neue, bisher unbekannte Diagnose- und Therapiemöglichkeiten, sogenannte „Add-on"- oder Zusatztechnologien, konzentriert. Diese zielen darauf ab, bisher Unmögliches möglich zu machen. Hinzuweisen wäre hier auf den Fortschritt der Transplantationsmedizin, auf künstliche Organe, neuartige Hilfsmittel oder Großgeräte (z.B. Computer- und Kernspintomographen oder Minimal-invasive-Chirurgie). Durch pharmakologischen Fortschritt werden neue Medikamente gegen Krankheiten wie Diabetes, Parkinson, Alzheimer und Krebs entwickelt.

Bei den medizinischen Produktinnovationen dominieren wiederum so genannte „halfway technologies", das sind Technologien, die in einer bestimmten Phase des technischen Fortschritts auftreten. Typischerweise durchlaufen das medizinische Wissen und die technischen Möglichkeiten, die zur Verfügung stehen, um eine ganz bestimmte Krankheit zu behandeln, drei Phasen[68]: In einer ersten Phase gibt es kaum Wissen darüber,

---

67 Vgl. für eine Übersicht *Sachverständigenrat für die Konzertierte Aktion im Gesundheitswesen* (1995), S. 102, sowie *Breyer* und *Zweifel* (1997), S. 404.

68 Vgl. dazu *Sachverständigenrat für die Konzertierte Aktion im Gesundheitswesen* (1995), S. 105.

wie die betreffende Krankheit zu behandeln ist; ihr Verlauf kann kaum aufgehalten werden (Beispiele: Alzheimer, Multiple Sklerose, Schlaganfall). In diesem Stadium ist es also nicht möglich, die Krankheit im Sinne einer ursachenadäquaten Therapie zu behandeln. Aus diesem Grund – und aufgrund hoher Sterblichkeit – sind die Ausgaben in dieser Phase eher gering. Anders ist dies in der folgenden „halfway technology"-Phase: In dieser Phase existieren Verfahren, die Symptome zu bessern, den Verlauf zu verzögern und den Tod hinauszuschieben (Beispiele: Dialyse, Chemo- und Strahlentherapie zur Krebsbehandlung, Behandlung von AIDS). Die Ausgaben in dieser Phase sind vergleichsweise hoch, da zwar eine Linderung von Symptomen möglich ist, aber keine endgültige Heilung. Die Folge ist, dass sich die Patienten einem ständigen, ressourcenaufwendigen Behandlungsprozess unterziehen müssen. Ursachenadäquate Heilung ist nur in der dritten und letzten Phase der Bekämpfung einer Krankheit, der „high technology"-Phase möglich. Dann stehen Methoden zur Verfügung, die eine Krankheit vollständig beseitigen können (Beispiel: Antibiotika für bakterielle Infektionen). Die Ausgaben liegen unter denen von Behandlungsformen der „halfway technology"-Phase. Dies ist vor allem darin begründet, dass die Krankheit endgültig geheilt werden kann, der Behandlungsprozess also nicht ständig weitergehen muss.

„Halfway-Technologien" haben unzweifelhafte Vorteile, indem sie das Leben von unheilbar kranken Patienten verlängern. Jedoch verursachen sie Zusatzkosten und treiben damit das Kostenniveau des Gesundheitswesens in die Höhe. Zudem manövriert diese Art von technischem Fortschritt das Gesundheitswesen in eine Fortschrittsfalle: Je mehr Krankheiten behandelt werden können, um so mehr haben die Menschen Gelegenheit, andere, bislang weniger verbreitete und behandelbare Krankheitsbilder zu entwickeln. Denn jeder medizinische Fortschritt erzeugt Bedarf, der nicht bestand, als es die Möglichkeit zu seiner Befriedigung noch nicht gab. Erst der medizinische Fortschritt transformiert den Bedarf von einer latenten in eine kostenwirksame Größe. Es gilt folglich die Gleichung „Fortschritt = Zusatzkosten". Im Zuge der Zunahme der Lebenserwartung steigt auch die Zahl der chronisch Kranken, der Pflegefälle sowie der multimorbiden Menschen an. Immer mehr Menschen erheben immer länger Ansprüche an das Gesundheitswesen, das die Segnungen der modernen Medizin scheinbar unbegrenzt bereithält. Der moderne Medizinbetrieb gleicht *Goethes* Zauberlehrling, der die guten Geister rief, sie aber nicht bändigen kann. Der Horizont des Machbaren in der Medizin kommt nicht mehr zum Stillstand. So paradox es klingt: Der technische Fortschritt vergrößert das Problem der Knappheit im Gesundheitswesen, anstatt es zu vermindern.[69]

3.3 Marktöffnung

Das deutsche Gesundheitswesen ist bisher ein weitgehend national geschlossenes System. Gesundheitspolitik wird nur auf den Nationalstaat bezogen formuliert; Krankenkassen und Leistungserbringer sind nur national tätig.[70] Auch die Patienten sind mehr oder weniger stark an ihr nationales Gesundheitssystem gebunden. Diese Situation gilt für alle Gesundheitssysteme in der Europäischen Union. Sie stehen weitgehend abgeschottet nebeneinander und befinden sich unter der Regelungshoheit der jeweiligen nationalen Regierungen. Auch gesundheitspolitische Zuständigkeiten auf EU-Ebene ändern daran nichts.

Die meisten nationalen Regierungen in der Europäischen Union würden diesen Zustand gern beibehalten. Den europäischen Binnenmarkt, der eigentlich mit dem Ziel geschaffen wurde, den Bürgern größere Freiheiten zu gewähren und ihnen

---

69 Vgl. *Oberender* (1998), S. 12f.
70 Eine Ausnahme sind hier die Arzneimittelhersteller.

größeren Wohlstand zu ermöglichen, sehen sie als Bedrohung ihrer nationalen Gesundheitssysteme. Das wird häufig mit Schlagworten wie „unkontrolliertes Ausufern der Nachfrage" oder „Zusammenbruch bestehender Versorgungsstrukturen" zum Ausdruck gebracht. Man fürchtet, dass im Falle einer Öffnung der Gesundheitssysteme nationale Regulierungen nicht mehr aufrecht erhalten werden können. Zwangsläufig müssten dann viele Umverteilungselemente der Gesundheitssysteme aufgegeben werden – ansonsten drohen diese unfinanzierbar zu werden. Man glaubt daher, die nationalen Gesundheitssysteme vom Prozess der europäischen Integration ausnehmen zu müssen und hofft, dies tun zu können.

Tatsache ist aber: Die Gesundheitspolitik kann es sich immer weniger leisten, die internationale und europäische Dimension zu vernachlässigen. Auch die nationalen Gesundheitssysteme sind im Prozess der Globalisierung keine Inseln der Seligen. Ganz im Gegenteil: Die Sozialsysteme werden in Zukunft einem immer härteren Wettbewerb der Systeme unterworfen sein. International wandernde Produktionsfaktoren (Kapital und Arbeit) machen ihre Standortwahl unter anderem von Kosten und Leistungsfähigkeit des jeweiligen Gesundheitssystems abhängig. Das bedeutet nicht, dass es einen Wettlauf der Sozialleistungen nach unten geben wird. Wohl aber wird es einen Zwang zu mehr Wirtschaftlichkeit und Effizienz geben.

Darüber hinaus werden die Gesundheitssysteme ihre Ausnahmestellung im europäischen Binnenmarkt auf Dauer nicht mehr aufrechterhalten können. Zwei Urteile des Europäischen Gerichtshofes vom 28. April 1998, in denen das Gericht Klagen Luxemburger Bürger Recht gegeben hat, sind hier wegweisend. Die Urteile besagen, dass die Krankenkassen ihren Mitgliedern auch die Kosten für Leistungen erstatten müssen, die sie in der EU in Anspruch genommen haben. Damit gelten die Binnenmarktfreiheiten der EU grundsätzlich auch für Gesundheitsleistungen. Diese Auffassung hat zur Folge, dass nationale Budgets und Bedarfsplanungen wirkungslos werden, dass die Kostenerstattung zum gängigen Prinzip in der Gesetzlichen Krankenversicherung werden muss und der Wettbewerb unter den Leistungserbringern zunimmt.[71]

Auch die bevorstehende Osterweiterung der Europäischen Union wird am Gesundheitsbereich nicht spurlos vorübergehen. Die Gesundheitsysteme der potentiellen Beitrittsstaaten sind bisher nur schlecht entwickelt; die Versorgung lässt hinsichtlich Qualität und Quantität vielfach zu wünschen übrig. Eine steigende Nachfrage aus diesen Ländern liegt daher im Bereich des Wahrscheinlichen – insbesondere in den Regionen, die unmittelbar an die osteuropäischen Beitrittsstaaten angrenzen. Die Kehrseite dieser Medaille besteht aber darin, dass parallel zu einem beginnenden Leistungstourismus ein zunehmender „Sozialtourismus" einsetzen könnte. Menschen aus den Beitrittsstaaten nutzen dabei die Freizügigkeit bewusst, um das großzügige Leistungs- und Versorgungsniveau in den EU-Staaten in Anspruch zu nehmen – meist ohne eine Gegenleistung für das System zu bringen. Insbesondere steuerfinanzierte Transfersysteme sind hier gefährdet. Ähnliches gilt nicht nur bezüglich der Beitrittsstaaten, sondern auch innerhalb der bereits bestehenden Union.

Es wird daher in Zukunft nicht mehr möglich sein, die Gesundheitsmärkte und -systeme vom Prozess der europäischen Integration auszunehmen und ihre internationale Dimension zu vernachlässigen. Reformperspektiven müssen diesen Umstand berücksichtigen und die Anpassungsfähigkeit des Gesundheitswesens an diese Entwicklungen gewährleisten. Schließlich bietet die Öffnung für internationalen Handel auch die Chance, von Wohlfahrtsgewinnen im Zuge internationaler Arbeitsteilung zu profitieren.[72]

---

71 Vgl. *Schulenburg* (2000), S. 735.

72 Vgl. *Knappe* (2001).

3.4 Zwischenfazit

Dieser knappe Blick auf exogene Entwicklungen, die derzeit auf das deutsche Gesundheitswesen einwirken, hat gezeigt, dass das bestehende Gesundheitssystem nicht in der Lage ist, diese Einflüsse zu bewältigen. Die demographische Entwicklung und der technische Fortschritt führen das System immer tiefer in den finanziellen Abgrund. Damit ist bestätigt: Innere Konstruktionsprinzipien (Anreizstrukturen) und äußere Einflüsse wirken zusammen und treiben das deutsche Gesundheitswesen in die Krise.

Jedoch muss klar sein: Diese Entwicklung ist keine Zwangsläufigkeit. Aus demographischer Alterung und technischem Fortschritt folgt nicht notwendig der Kollaps eines jeden Gesundheitssystems. Zunächst einmal handelt es sich bei diesen Phänomenen um eine Ausdehnung der Nachfrage nach Gesundheitsleistungen im Zuge wirtschaftlichen und gesellschaftlichen Wandels. Diese Nachfrageausdehnung ist die Grundlage von mehr Beschäftigung und mehr Wohlstand im Zuge von Strukturwandel und Wachstum – der Begriff „Wachstumsmarkt Gesundheit" wurde bereits genannt.[73]

Dass diese Nachfrage aus dem Ruder läuft und in volkswirtschaftlich verantwortungsloser Weise mit diesen Potentialen umgegangen wird, liegt an den Anreizbedingungen im Gesundheitswesen. Eine systematische Entökonomisierung von Angebot und Nachfrage lassen das Gesundheitswesen über ein vernünftiges Maß hinaus wachsen. Über die Lohnnebenkosten hat dies

---

[73] Diese Aussage gilt nicht pauschal für alle Zweige des Gesundheitswesens. Differenzierte Analysen der Wachstumspotentiale in Teilbereichen des Gesundheitswesens finden sich bei *Oberender* und *Hebborn* (1994), S. 152ff. und *Sachverständigenrat für die Konzertierte Aktion im Gesundheitswesen* (1998), S. 175ff.

schädliche Effekte auf die Beschäftigung und die Qualität des Standorts Deutschland.

Das Kernproblem des Gesundheitswesens liegt also in einer falsch gesetzten Anreizstruktur, die dazu führt, dass sich die Individuen im Gesundheitswesen- ohne dies zu wollen - kollektiv selbst schädigen. Die Folge ist eine Übernutzung des Gesundheitssystems; sichtbar wird dies in Kostenexpansion und unzureichenden Versorgungsstrukturen, also in fiskalischer wie allokativer Fehlentwicklung.

III. Gesundheit und Gesundheitswesen in ökonomischer Perspektive: Die grundlegende Systemfrage

Die Problemanalyse hat verdeutlicht: Eine ursachenadäquate Reformperspektive muss zuallererst an den Anreizstrukturen bzw. Koordinationsmechanismen im Gesundheitswesen ansetzen und diese so ändern, dass eine kollektive Selbstschädigung vermieden wird. Der Umgang mit gesellschaftlichen Anreizstrukturen und ihren Wirkungen auf individuelles Verhalten ist zentraler Untersuchungsgegenstand der ökonomischen Wissenschaft. Die Ökonomik ist daher geeignet, eine Reformperspektive für das Gesundheitswesen aufzuzeigen. Das soll nicht heißen, dass die Ökonomik hier ein Monopol beanspruchen könnte. Eine Reform kann sicher nicht gelingen, ohne dass andere Wissenschaften einbezogen werden; insbesondere dürfen Medizin und Ethik nicht vernachlässigt werden. Die Ökonomik kann aber grundlegende Konstruktionsprinzipien für das Gesundheitswesen aufzeigen, mit denen eine angemessene Gesundheitsversorgung ohne kollektive Selbstschädigung garantiert werden kann. Bildlich gesprochen kann die Ökonomik die Politik anleiten, welcher Rahmen dem Gesundheitswesen zu geben ist. Wie dieser Rahmen schließlich mit konkreten Inhalten gefüllt wird, hängt stark von den Erkenntnissen anderer Fachwissenschaften ab.[74] In diesem Kapitel soll daher aufgezeigt werden, welche Möglichkeiten grundsätzlich existieren, diesen Rahmen zu gestalten. Daran schließt sich die Frage an, welche dieser Möglichkeiten

---

74 Natürlich ist die Ökonomik in Form von Gesundheitsmanagementansätzen auch bei der konkreten Ausgestaltung des Rahmens hilfreich bzw. für die Akteure sogar unumgänglich notwendig, wenn sie unter geänderten Rahmenbedingungen bestehen bleiben wollen. Damit verbunden sind vielfältige betriebswirtschaftliche Fragestellungen, die in dieser Schrift aber vernachlässigt werden.

tatsächlich angewandt werden sollte. Die Antwort auf diese Frage legt schließlich die Richtung einer Reform des Gesundheitswesens fest. Konkrete Schritte zur Umsetzung dieser Richtungsentscheidung sind Kapitel IV vorbehalten.

Die erforderliche Reformperspektive entsteht, indem ökonomisches Denken auf die Zusammenhänge des Gesundheitswesen angewendet wird. Um dies nachvollziehen zu können, ist es notwendig, den Grundansatz der Gesundheitsökonomik in knapper Form zu umreißen. Die Arbeitsweise der Gesundheitsökonomik ist im Rahmen der Problemanalyse schon an verschiedenen Stellen angedeutet worden[75], soll aber hier in ihren elementaren Grundzügen nochmals knapp umrissen werden. Dem Leser sollen dabei einige einfache Denkansätze an die Hand gegeben werden, die es ihm erlauben, die grundlegenden Lösungsansätze zu verstehen. Zuerst wird das Verhältnis von Gesundheit und Ökonomie beleuchtet (III.1). Ist es eigentlich möglich und statthaft, Gesundheit aus ökonomischer Perspektive zu betrachten? Oder verbietet sich das aufgrund „besonderer Eigenschaften" der Gesundheit von selbst? Das sind die Grundfragen, die es zu klären gilt. Darauf aufbauend werden elementare Ansätze zur Steuerung des Gesundheitswesens (und anderer gesellschaftlicher Teilbereiche) aufgezeigt (III.2). Um eine Aussage darüber treffen zu können, welche dieser Steuerungsmöglichkeiten tatsächlich anzuwenden sind, müssen sowohl die Leistungsfähigkeit dieser Ansätze als auch die Ziele berücksichtigt werden, die in einer freiheitlich-demokratischen Gesellschaft mit dem Gesundheitswesen verbunden werden (oder verbunden werden dürfen). Das ist Gegenstand von Abschnitt III.3, der auch die prinzipielle Richtung einer Reform andeutet, die schließlich in Kapitel IV weiter ausgeführt werden wird.

Es ist hier nicht beabsichtigt und auch gar nicht möglich, die Gesundheitsökonomik in all ihren Facetten darzustellen. Der

---

75 Vgl. insbesondere den ordnungsökonomischen Exkurs.

Anspruch auf Vollständigkeit wird daher hier in keinster Weise erhoben.[76] Wichtiger ist vielmehr, die Leistungsfähigkeit der ökonomischen Methode zur Lösung gesellschaftlicher Probleme herauszustellen und dem Leser einen groben Eindruck von deren Vorgehensweise und ihrer Anwendbarkeit aufs Gesundheitswesen zu vermitteln.

1. Gesundheit und Ökonomie

Es wurde schon angedeutet: Das Kernproblem der Ökonomik ist die Knappheit. Den Wirtschaftswissenschaften geht es im wesentlichen darum, Strategien zu entwickeln, wie mit diesem Problem der Knappheit in arbeitsteiligen Gesellschaften sinnvoll umgegangen werden kann. Es sollen Lösungen erarbeitet werden, die rational handelnde Individuen dazu bringen bzw. in die Lage versetzen, aus eigenem Antrieb (also unter Wahrung ihres Eigeninteresses) im Sinne einer gesamtgesellschaftlichen „Knappheitsminimierung" zu handeln – oder anders ausgedrückt: die Individuen sollen durch ihr eigennütziges Handeln zu einer Erhöhung des gesellschaftlichen Wohlstandes beitragen. Ob dies tatsächlich eintritt, hängt – darauf wurde im Rahmen der Problemanalyse schon verwiesen – von den Anreizstrukturen bzw. vom Ordnungsrahmen einer Gesellschaft ab.

Häufig wird bestritten, dass der ökonomische Ansatz auf Gesundheit bzw. auf Dienstleistungen, die dem Erhalt der Gesundheit dienen, anwendbar sei. Diese Behauptung stützt sich

---

76 Ausführlich z.B. *Breyer* und *Zweifel* (1997) oder *Folland*, *Goodman* und *Stano* (1993). Es ist hier auch darauf hinzuweisen, dass die Gesundheitsökonomie – wie auch die ökonomische Wissenschaft an sich – kein monolithischer Block ist. Vielmehr ist die Gesundheitsökonomie von zahlreichen, sich z.T. widersprechenden Ansätzen gekennzeichnet. Hier wird ein ganz bestimmter, ordnungökonomisch geprägter Ansatz verwendet.

einerseits auf Werturteile, andererseits auf den Verweis auf die Komplexität der Vorgänge im Gesundheitswesen. Ein gängiges Werturteil lautet: Gesundheitsgüter sind existenzielle Güter, die sich von vornherein einer ökonomischen Betrachtung entziehen. Gesundheit sei das höchste Gut, und ohne Gesundheit sei alles nichts. Die Abwägung von Kosten und Nutzen der Gesundheit verbiete sich daher von selbst. Der Nutzen der Gesundheit sei derart hoch zu veranschlagen, dass jede Maßnahme unabhängig von den Kosten gerechtfertigt sei, um den Gesundheitszustand eines Menschen wiederherzustellen. Diese Argumentation weist einen wahren Kern auf: Jeder Einzelne verfügt über ein Gesundheitskapital, das er für keinen Preis vollständig verkaufen oder gegen ein anderes Gut eintauschen würde. Das Gesundheitskapital eines Menschen ist also in seiner Gesamtheit ein existenzielles Gut. Ohne Gesundheit bzw. ohne einen wesentlichen Teil seiner Gesundheit wäre kein Individuum lebensfähig.

Was aber für das Gesundheitskapital eines Menschen als ganzes gilt, das muss nicht notwendigerweise für kleine Teile des Gesundheitskapitals gelten. Menschen besitzen Gesundheit in unterschiedlichem Umfang und gehen auch unterschiedlich sorgfältig damit um. Nur in seltenen Fällen hat jemand eine Entscheidung darüber zu treffen, ob er aufgrund einer bestimmten Handlung seine Gesundheit in ihrer Gesamtheit verliert oder behält. Die meisten Entscheidungen über die Gesundheit betreffen nicht eine totale, sondern eine graduelle Variation des eigenen Gesundheitszustandes. Menschen sind aber häufig bereit, einen Teil ihrer Gesundheit gegen anderes einzutauschen (Beispiel: gefährliche Freizeitbeschäftigung, Alkohol oder Nikotin). Um eine solche Entscheidung zu treffen, betrachten sie Nutzen und Kosten dieser Handlungen (oder genauer: Grenznutzen und Grenzkosten). Sie fragen beispielsweise, welchen Nutzen (Genuss, Lebensqualität) eine zusätzliche Zigarette bietet und stellen dem den marginalen (zukünftigen) Verlust an Gesundheit (Grenzkosten) gegenüber, den diese zusätzliche Zigarette verursacht. Das betreffende Individuum ist so lange zum Konsum von Zigaretten bereit, solange die von ihm empfundenen Grenzkosten dieses Konsums geringer sind als der durch den Konsum erzielbare Gewinn an Lebensqualität.

Solange es also noch andere Bedürfnisse außer Gesundheit gibt – und das ist eine unbestreitbare Tatsache –, solange ist aus individueller Sicht eine ökonomische Betrachtung von Gesundheit und Gesundheitsdienstleistungen durchaus sinnvoll. Tatsächlich aber ergibt sich nicht nur bei individuellen, sondern auch bei politischen Entscheidungen der Zwang, zwischen Kosten und Gesundheit bzw. Leben abzuwägen. So haben z.B. Entscheidungen über die Dichte eines Notfallrettungssystems, über die Entschärfung von Unfallschwerpunkten oder über Sicherheitssysteme bei Kernkraftwerken unmittelbare Auswirkungen auf Gesundheit und Menschenleben. Auch hier wird im Einzelfall nicht immer der Schwerpunkt auf die maximale Rettung von Menschenleben gelegt.[77]

Außerdem sind die absurden Konsequenzen des genannten Werturteils zu bedenken: Wäre „Gesundheit als höchstes Gut" oberste Maxime aller Handlungen, so müsste jedes Individuum und damit auch die Gesellschaft als Ganzes immer eine maximale Gesundheitsversorgung anstreben. Das bedeutet, es werden solange medizinische Leistungen in Anspruch genommen, wie diese noch einen zusätzlichen Nutzen versprechen. Ohne weiteres ist klar, dass dann das gesamte Volkseinkommen für Gesundheitsdienstleistungen aufgewendet würde und andere Grundbedürfnisse gar nicht befriedigt werden könnten.

Die Beispiele zeigen: Niemand ist bereit, für die Versorgung mit Gesundheitsgütern alle volkswirtschaftlichen Ressourcen zu verwenden. Für die Gesundheitsversorgung steht demzufolge nur eine begrenzte Anzahl von Ressourcen zur Verfügung. Wenn dem aber so ist, dann ist es sinnvoller, mit diesen Ressourcen so zu haushalten, dass der Nutzen, den die Menschen daraus

---

77 Vgl. *Oberender* und *Hebborn* (1994), S. 21ff. sowie *Breyer* und *Zweifel* (1997), S. 19f.

ziehen, möglichst groß wird – das heißt aber, dass ökonomische Methoden und Denkansätze im Gesundheitswesen eingesetzt werden sollten. Es sind verschiedene Ebenen denkbar, auf denen diese Methoden eingesetzt werden können. So ist denkbar, dass die Ökonomik im Gesundheitswesen ihr Augenmerk darauf richtet, dass politische Entscheidungen über die Gesundheitsversorgung auf Basis ökonomischer Evaluationsmethoden (insbesondere Kosten-Nutzen-Analysen)[78] getroffen werden. Häufig wird Gesundheitsökonomik mit der Anwendung solcher Evaluationsmethoden gleichgesetzt. Das ist jedoch ein zu enges Verständnis, das die Leistungsfähigkeit ökonomischen Denkens nicht zu ihrer vollen Geltung gelangen lässt. Weiter gehend – und das ist der Ansatz, der hier verfolgt wird – kann das Gesundheitswesen auch so konstruiert werden, dass die Individuen von sich aus Kosten und Nutzen in Bezug auf Gesundheitsversorgung abwägen und ökonomisch rationale Entscheidungen treffen.

Allerdings gibt es eine Reihe von Argumenten, die dem Bürger die Fähigkeit zu eigenständigen rationalen Entscheidungen über den Einsatz von Gesundheitsgütern absprechen.[79] Die Zusammenhänge im Gesundheitswesen seien derart komplex, dass der Bürger nicht in der Lage sei, eigenverantwortlich über seine Belange in Zusammenhang mit Gesundheitsgütern zu entscheiden. Schon bei Betrachtung der Arzt-Patient-Beziehung wurde darauf hingewiesen, dass im Gesundheitswesen verschiedene Informationsprobleme bestehen: So ist es schwierig, Informationen über die Qualität einer bestimmten Leistung vor ihrer Inanspruchnahme zu erhalten. Das liegt an undurchsichtigen Kausalbeziehungen, die dazu führen, dass nicht genau feststellbar ist, ob eine Gesundheitsleistung tatsächlich Auswirkun-

---

78 Vgl. als umfassende Einführung in diese Methoden *Schöffski* und *Schulenburg* (2000).

79 Vgl. *Breyer* und *Zweifel* (1997), S. 156ff.

gen auf den Gesundheitszustand hat. Zudem hängt die Wirkung von Gesundheitsleistungen sehr stark vom Individuum ab, bei denen sie angewendet werden. Die Erfahrungen anderer Personen sind damit nicht ohne weiteres als Referenzmaßstab benutzbar. Zu dieser Schwierigkeit, Qualität beurteilen zu können, kommt ein Informationsvorsprung des Arztes gegenüber dem Patienten hinzu. Der Arzt könne wesentlich „bessere" – also informiertere – Entscheidungen treffen und so als Sachwalter (Agent) des Patienten agieren. Vor allem aus diesen Gründen wird häufig argumentiert, der Bürger sei gar nicht mündig genug, um Entscheidungen über seine Gesundheitsversorgung selber zu treffen. Zudem wird zu bedenken gegeben, dass die Auswirkungen von Fehlentscheidungen lebensbedrohlich sein können. Daher sei davon abzuraten, die Entscheidung über einen rationalen Einsatz von Gesundheitsdienstleistungen vollständig auf die Patienten zu verlagern. Die Hilfe des Arztes oder des Staates sei unumgänglich notwendig, um dem Patienten zu seinem Besten zu verhelfen.

Die genannten (und andere[80]) Besonderheiten von Gesundheitsgütern sind ernst zu nehmen. Soll ein Ordnungsrahmen und damit ein Anreizsystem für das Gesundheitswesen konstruiert werden, so müssen die Besonderheiten von Gesundheit und Gesundheitsgütern beachtet werden, um einen sinnvollen Umgang mit Knappheit in diesem Bereich zu ermöglichen. Insbesondere ist zu bedenken, dass genau dann, wenn die Situation existenzbedrohend wird, sich der Einzelne gern in die Obhut von Experten begibt. Aber: Diese Argumente reichen nicht aus,

---

80 Beispielsweise wäre noch darauf hinzuweisen, dass Gesundheitsgüter in der Regel „uno actu" konsumiert werden, d.h. Leistungserstellung und Empfang durch den Patienten fallen zusammen, so dass weder Lagerung noch Transport möglich sind. Zudem haben viele medizinische Leistungen Optionsgutcharakter: Da sich die konkrete Nachfrage nicht vorhersagen läßt, muß eine bestimmte Reservekapazität vorgehalten werden.

um den Patienten die Fähigkeit zu einem eigenverantwortlichen Umgang mit Gesundheitsgütern generell abzusprechen. Denn Komplexität ist ein grundlegendes Phänomen modernen menschlichen Lebens. Jeder Bürger, der daran interessiert ist, sein Leben zu meistern, hat daher den Anreiz, mit Komplexität umgehen zu lernen. Das gilt umso mehr für einen Lebensbereich wie der Gesundheit und der Inanspruchnahme von Gesundheitsleistungen, der essentiell für die eigene Existenz ist. Hier hat der Patient – von Extremsituationen in Notfällen abgesehen – stets einen Anreiz, sich über Wirkungen und Folgen von bestimmten Behandlungen zu informieren. Beispielhaft sei auf chronisch Kranke verwiesen. Bei chronisch Kranken ist häufig feststellbar, dass sie über erhebliches Detailwissen über ihre Krankheit und Behandlungsmöglichkeiten verfügen. Gerade diese Personengruppe ist es, die Ärzten oder anderen Leistungserbringern keineswegs blind vertraut, sondern deren Ratschlägen kritische Distanz entgegenbringt. Umgekehrt ist auch der Arzt kein allwissender Ratgeber. Auch sein Fachwissen ist begrenzt. Insbesondere die zunehmende Verbreitung chronischer Krankheiten hat zu einer merklichen Veränderung des Selbstverständnisses von Ärzten geführt. Waren Ärzte vormals die überlegenen Heiler, die „Halbgötter in Weiß", so müssen sie heute oft vor chronischen Krankheitsverläufen kapitulieren und eingestehen, dass eine endgültige Heilung oft nicht mehr möglich ist.

Eine grundsätzliche Unfähigkeit des Patienten zur Entscheidung über Gesundheitsgüter ist also nicht festzustellen. Das bedeutet aber nicht – um hier einem weitverbreiteten Missverständnis vorzubeugen –, dass dem Patienten nun Omnipotenz unterstellt wird. Auch er hat beschränkte kognitive Fähigkeiten. Wohl aber ist er in der Lage, mit Komplexität und mit seinem Nichtwissen umzugehen und Vorkehrungen zu treffen, die ihm dennoch rationale Entscheidungen erlauben. Die ökonomische Wissenschaft hat vielfältige Mechanismen entwickelt und aufgezeigt, die es Menschen ermöglichen, mit Knappheit, Komplexität und Informationsmängeln umzugehen.

Damit lässt sich zusammenfassen: Weder Werturteile noch eine grundsätzliche Unfähigkeit zu rationalen Entscheidungen, sprechen dagegen, das ökonomische Paradigma – nämlich Menschen Anreize zu setzen, sinnvoll mit knappen Ressourcen umzugehen – auf das Gesundheitswesen anzuwenden. Um verdeutlichen zu können, wie dies konkret geschehen kann, sollen kurz die Ansatzpunkte ordnungspolitischer Grundsatzentscheidungen skizziert werden.

2. Steuerungsebenen

Knappheit – so das Ergebnis des vorangegangenen Abschnitts – muss und soll vermindert werden. Auch das Gesundheitswesen muss und soll ein effizientes System sein. Effizient in dem Sinne, dass die notwendigen Leistungen sparsam erbracht werden. Effizient aber auch in dem Sinne, dass sinnvolle Innovationen nicht unterbleiben, dass also technischer Fortschritt nicht gehemmt wird und das System sich an Umweltveränderungen anpassen kann. Wer aber entscheidet darüber, welcher Bedarf tatsächlich vorhanden ist, welche Leistungen notwendig und wie sie zu erbringen sind und welche Innovationen tatsächlich durchgeführt werden? Die Antwort auf diese Fragen hängt davon ab, welchem Steuerungsmechanismus das Gesundheitswesen unterworfen ist. Sie fällt damit in den Bereich der Ordnungspolitik.[81] Ordnungspolitik – soviel hat schon der ordnungsökonomische Exkurs verdeutlicht – hat die Aufgabe, Regeln zu etablieren, nach denen in einer arbeitsteiligen Wirtschaft die Aktivitäten der Individuen aufeinander abgestimmt werden. Die Regeln

---

81 Vgl. zum folgenden grundlegend *Oberender* (1992). Etwas andere Akzente setzt z.B. *Herder-Dorneich* (1994), S. 690ff.

legen Entscheidungskompetenzen und Verantwortlichkeiten fest. Sie etablieren einen Mechanismus, der individuelles Verhalten koordiniert. Je nachdem, wo Entscheidungskompetenzen und Verantwortlichkeiten angesiedelt sind, lassen sich im Gesundheitswesen drei grundlegende Steuerungsmechanismen unterscheiden: die Globalsteuerung (Makroebene), die Steuerung durch die Verbandsebene (Mesoebene) und die dezentrale Steuerung (Mikroebene).

2.1 Globalsteuerung

Beim Ansatz der Globalsteuerung sind dem Staat wesentliche Entscheidungskompetenzen und Koordinationsrechte übertragen. Der Staat versucht, den Bedarf an Gesundheitsleistungen zu erkennen, die Angebotsstrukturen danach auszurichten und direkt regulierend ins Verhalten der Akteure einzugreifen, um sparsames Verhalten zu erzwingen. Staatliche Organisationen übernehmen also die Aufgabe, die Austauschbeziehungen zwischen Leistungserbringern, Versicherten und Krankenversicherungen zu koordinieren. In der Regel wird dabei so vorgegangen, dass sich der Staat gesundheitspolitische Ziele setzt, die er dann mit Hilfe des Einsatzes bestimmter Instrumente erreichen will. Ziele sind z.B. die Erreichung und Sicherstellung eines gesellschaftlich gewünschten Niveaus an gesundheitlicher Versorgung der Bevölkerung, Erhaltung und Verbesserung der Qualität dieser Versorgung, die Durchsetzung von Solidarität oder die Beitragssatzstabilität. In der Regel entscheidet das Parlament über diese Ziele und darüber, wie sie gewichtet werden sollen, während bürokratische Instanzen diese Ziele durchsetzen. Dazu stehen ihnen verschiedene staatswirtschaftliche Planungs- und Lenkungsinstrumente zur Verfügung, die den Akteuren im Gesundheitswesen mehr oder weniger weitreichende Verhaltensvorgaben machen.

Die Instrumente reichen dabei von der Limitierung von Geldmitteln auf dem Wege der Budgetierung bis hin zu direkten Verhaltensanweisungen an die Akteure im Gesundheitswesen. Zur Sicherung der angemessenen Versorgung eines bestimmten Bedarfs existiert beispielsweise das Instrument der Angebotsplanung. Dabei versuchen staatliche Planer, den Bedarf an bestimmten medizinischen Leistungen zu ermitteln. Kennen sie diesen Bedarf, dann legen sie Angebotsstrukturen fest, die ihrer Meinung nach geeignet sind, diesem Bedarf gerecht zu werden. Auf diese Weise wird derzeit bei der Krankenhausplanung verfahren. Staatliche Förderung und problemlosen Zugang zur Erstattung ihrer Leistungen durch die GKV erhalten nur solche Häuser, die in den Krankenhausbedarfsplan aufgenommen worden sind und nach Meinung der staatlichen Planungsinstanz zur Befriedigung des Bedarfs beitragen.

Globalsteuerung heißt nicht nur Planung der Angebotsstruktur, sondern darüber hinausgehende Eingriffe in die Behandlungsabläufe. Das geschieht z.B. mit Instrumenten der administrierten Qualitätssicherung.[82] Diese sind mit Verhaltensanweisungen an medizinische Leistungserbringer verbunden, von denen man sich erhofft, dass sie die Ergebnisqualität medizinischer Handlungen erhöhen. Ein Beispiel hierfür ist die einheitlich festgelegte Positivliste von Medikamenten. Ärzte dürfen zu Lasten der Gesetzlichen Krankenversicherung nur solche Medikamente verordnen, die auf dieser Liste stehen. Die Medikamente werden danach ausgewählt, ob sie dem Patienten Nutzen bringen oder nicht.

Im Extrem heißt Globalsteuerung, dass der Staat noch einen Schritt über die Planung und Regulierung privaten Handelns im Gesundheitswesen hinausgeht und die Leistungserstellung selber übernimmt. Dann ist das System eines nationalen Gesundheitsdienstes verwirklicht, in dem der Staat die Leis-

---

82 Vgl. dazu *Oberender* und *Daumann* (1996).

tungserbringer anstellt, sie also direkt kontrolliert und aus Steuermitteln bezahlt. Das Musterbeispiel eines solchen Systems ist der britische National Health Service (NHS).

Globalsteuerung stellt hohe Anforderungen an die politischen Planer und beruht auf weitreichenden Voraussetzungen. Soll z.B. festgelegt werden, welches Maß an Ressourcen ins Gesundheitswesen gelenkt wird und wie es dort eingesetzt werden soll, so muss zweifelsfrei möglich sein, den Bedarf der Patienten zu messen. Sollen qualitätssichernde Maßnahmen ergriffen werden, so muss der Patientennutzen gemessen werden können. Ist es nicht möglich, diese Größen zu objektivieren, dann steht der Ansatz der Globalsteuerung auf tönernen Füßen und ist zu einem guten Teil der Willkür bürokratischer Prozesse und den Einflüssen politischer Marktplätze ausgesetzt. Eine Möglichkeit, in dieses System ökonomische Gedanken einfließen zu lassen, besteht – wie bereits angedeutet – darin, staatliche Entscheidungen auf der Grundlage von ökonomischen Evaluationsverfahren (insbesondere Kosten-Nutzen-Analysen) zu treffen. Allerdings ist auch die Qualität der Entscheidungen, die mit Hilfe solcher Methoden getroffen werden, davon abhängig, wie gut die zugrunde liegenden Kosten- und Nutzengrößen messbar sind.

2.2 Steuerung auf der Mesoebene

Zwischen einer Globalsteuerung und einer Steuerung auf der dezentralen Ebene ist die Steuerung durch die Mesoebene angesiedelt. Sie entspricht einem korporatistischen System, das in der Gesetzlichen Krankenversicherung als „Gemeinsame Selbstverwaltung" bezeichnet wird. Im Rahmen der Selbstverwaltung erteilt der Staat gesellschaftlich relevanten Verbänden den Auftrag, die Austauschbeziehungen in einem bestimmten Bereich selbst zu regeln. Die Verbände haben dabei autonome Handlungsmöglichkeiten und damit mehr oder weniger weit reichende Entscheidungskompetenzen (der Staat macht dabei Vorgaben). Zentraler Koordinationsmechanismus ist die Verhandlung: Verbände regeln miteinander den Inhalt der Austauschbeziehungen im Gesundheitswesen oder geben für diese Beziehungen zumindest Regeln vor, die für die Akteure auf der dezentralen Ebene bindend sind.

Im Gesundheitswesen wird dieser Selbstverwaltungsansatz meist nicht nur als Mischung aus brauchbaren Elementen staatlicher und marktlicher Steuerung gesehen. Vielmehr wird der Selbstverwaltung eine besondere Problemlösungsfähigkeit für das Gesundheitswesen zugebilligt. Ein wesentlicher Vorteil wird darin gesehen, dass gesellschaftlich relevante Gruppen direkten Einfluss auf das System der sozialen Sicherung nehmen können. Sie können ihre Sachkompetenz in die Entscheidungen einfließen lassen.

2.3 Dezentrale Steuerung

Dezentrale Steuerung beruht darauf, den Individuen weitgehende Handlungsspielräume einzuräumen, sie also über ihre Angelegenheiten selbst entscheiden, sie aber auch die Konsequenzen dieser Handlungen selbst tragen zu lassen. Der Staat hält sich dabei aus den Austauschbeziehungen heraus; diese können den individuellen Präferenzen entsprechend im Rahmen von dezentralen Verhandlungen gestaltet werden. Aufgabe des Staates ist es, diese Tauschprozesse mit Hilfe allgemeiner Regeln zu begleiten und diese Regeln im Zweifel auch durchzusetzen.

Sind bestimmte Grundregeln (insbesondere Vertragsfreiheit, Haftungsprinzip, Privateigentum und offene Märkte) gewährleistet, dann haben die Akteure einen Anreiz, wirtschaftlich mit ihren knappen Ressourcen umzugehen und nur solche Austauschbeziehungen einzugehen, die ihnen hohen Nutzen garantieren. Als Koordinationsmechanismus fungieren dabei Preise, die sich aus dem Zusammenspiel von Angebot und Nachfrage frei bilden. Sich frei bildende Preise sind eine Art Informationsmedium. Hohe Preise signalisieren Knappheit eines bestimmten Gutes. Das zeigt den Individuen, dass es sinnvoll ist, auf alternative, weniger knappe Güter auszuweichen. Den Anbietern signalisiert ein hoher Preis, dass hier Profitpotentiale vorhanden sind, sofern neue Wege gefunden werden, Knappheit zu überwinden.

Die oben skizzierten Grundregeln führen dazu, dass die marktlichen Austauschbeziehungen den Zwängen und der disziplinierenden Kraft des Wettbewerbs unterworfen werden. Diese Regeln werden daher auch als Wettbewerbsordnung bezeichnet. Wettbewerb beruht auf der Tatsache, dass Individuen unendlich viele, sich widersprechende Ziele haben, aber nur begrenzte Mittel vorhanden sind, diese zu verwirklichen. Versuchen Individuen, ihre Interessen bestmöglich durchzusetzen, so entstehen daraus zwangsläufig Konkurrenzbeziehungen. Diese Konkurrenzbeziehungen können unterschiedliche Ergebnisse nach sich ziehen. Beispielsweise würde sich in einem völlig unregulierten System das Recht des Stärkeren durchsetzen. Eine Wettbewerbsordnung lenkt diese Prozesse in geordnete Bahnen und sorgt dafür, dass gesellschaftlich erwünschte Ergebnisse zustande kommen.[83]

Das Wettbewerbsprinzip ist konstitutiv für eine marktwirtschaftliche Ordnung. Es ist im wesentlichen dafür verantwortlich, dass die eigennützigen Austauschhandlungen vieler Individuen den gesellschaftlichen Wohlstand steigern. Das liegt daran, dass Wettbewerb die Marktteilnehmer dem Zwang unterwirft, ständig bessere Lösungen zu erarbeiten, wenn sie nicht ihre Einkommenspositionen verlieren wollen. Insbesondere werden Anbieter dem Zwang unterworfen, darauf zu achten, dass ihre Leistungen den Wünschen der Konsumenten entsprechen, und zwar besser, als dies Konkurrenzprodukte tun. Gleichzeitig wer-

---

83 Vgl. grundlegend *Eucken* (1990).

den auf diese Weise knappe Mittel dorthin gelenkt, wo ihr Nutzen am größten ist. Welche Ziele mit welchen Mitteln dabei tatsächlich befriedigt werden, lässt sich von vornherein nicht sagen. Die Anbieter müssen sich darüber erst Klarheit verschaffen. Prozesse dezentraler Koordination wirken daher wie ein Entdeckungsverfahren, in dem neues Wissen über austauschrelevante Tatbestände generiert wird.

3. Reformperspektive: Wie soll das Gesundheitswesen in einer freiheitlich-marktwirtschaftlichen Gesellschaft gesteuert werden?

Die Austauschbeziehungen im Gesundheitswesen können also grundsätzlich zentral, korporatistisch oder dezentral koordiniert werden. Im deutschen Gesundheitswesen gibt es – das hat die Problemanalyse gezeigt – keinen systemtragenden Koordinationsmechanismus. Es finden sich sowohl Ansätze zentraler Lenkung als auch korporatistische Elemente, und darüber hinaus gibt es Versuche der Lenkung durch den Preismechanismus. Dieses weitgehend unkoordinierte und sich häufig widersprechende Nebeneinander von Lenkungsmechanismen ist Teil des Problems des Gesundheitswesens.[84] Im Zuge von Reformbestrebungen ist es daher sinnvoll, auf einen tragenden Koordinationsmechanismus bzw. zumindest auf ein widerspruchsfreies Ineinandergreifen mehrerer Koordinationsmechanismen zu

---

84 Man könnte auch sagen, dass ein einziger Steuerungsmechanismus nicht konsequent genug angewandt wird. Läßt man z.B. neben zentraler Steuerung auch Elemente dezentraler Steuerung zu, so hat dies zur Folge, dass Individuen stets die Möglichkeit eröffnet wird, den Wirkungen zentraler Verhaltensvorschriften auszuweichen. Siehe hierzu auch die Anmerkungen zur Reformstrategie im folgenden Kapitel.

setzen. Die Frage ist allerdings, woran sich die Auswahl dieser Koordinationsmechanismen orientieren soll. Das ist abhängig von den Zielvorstellungen, die mit dem Gesundheitswesen verbunden werden. Die Koordinationsmechanismen könnten unterschiedlich gut in der Lage sein, diese Ziele umzusetzen und die Austauschbeziehungen im Sinne der übergeordneten Zielsetzung zu steuern. Bevor also eine Aussage über den systemtragenden Lenkungsmechanismus getroffen wird, müssen auch die Ziele beleuchtet werden, die mit dem Gesundheitswesen in einer freiheitlich-demokratischen Gesellschaft verbunden werden bzw. verbunden werden sollten.

3.1 Ziele der Gesundheitspolitik

Welche Ansprüche haben die Mitglieder einer modernen Gesellschaft an das Gesundheitswesen? Diese Ansprüche lassen sich im Kern auf zwei reduzieren. Auf der einen Seite soll die Gesundheit der Bürger erhalten bzw. wiederhergestellt werden. Das ist die Aufgabe von Ärzten, Krankenhäusern und anderen Dienstleistern, die sich der Hilfe für den Patienten verschrieben haben. Auf der anderen Seite muss die finanzielle Absicherung im Krankheitsfall gewährleistet sein und dafür Sorge getragen werden, dass diese Mittel an die Leistungserbringer so verteilt werden, dass diese ihre Aufgaben erfüllen können. Das bedeutet, eine Versicherungslösung in irgendeiner Form wird nötig, um diese Absicherung zu übernehmen

Die Antwort auf die Frage, was das Gesundheitswesen eigentlich leisten soll, scheint damit auf den ersten Blick ganz einfach zu sein; die eben skizzierten Anforderungen werden auf hohe Zustimmung treffen. Das Problem dieser Anforderungen liegt allerdings darin, dass sie ebenso allgemeingültig wie nichtssagend sind und sich damit als Grundlage einer rationalen Gesundheitspolitik nicht eignen. Das zeigt sich vor allem dann, wenn man den Begriff der Gesundheit, die es zu sichern bzw.

wiederherzustellen gilt, genauer definieren möchte. Dabei wird schnell deutlich, dass sich Gesundheit weit fassen lässt. Beispielsweise hat die Weltgesundheitsorganisation formuliert, dass Gesundheit „nicht nur als Abwesenheit von Krankheit (zu sehen ist), sondern sie einen Zustand des physischen, geistig-seelischen und sozialen Wohlbefindens"[85] umfasst. Diese Definition zeigt, dass es im Gesundheitswesen nicht nur um Vermeidung eines frühen Todes geht, sondern vielmehr darum, ein umfassendes Wohlbefinden zu verwirklichen. Allerdings würde sich diesem Gesundheitsbegriff zufolge jeder als krank bezeichnen. Gründet man Gesundheitspolitik auf diese Vorstellung, so ist man schnell bei Forderungen nach einer maximalen Gesundheitsversorgung. Dass eine solche Vorstellung zu absurden Konsequenzen führt, wurde oben schon dargelegt. Rationale Gesundheitspolitik kann nicht darauf gegründet werden.

Wer soll aber dann verbindliche Aussagen darüber treffen, welche Art und welches Ausmaß an Gesundheit verwirklicht werden sollen? Der Sachverständigenrat für die Konzertierte Aktion im Gesundheitswesen hat im Laufe seiner Arbeit ein Mehr-Ebenen-Zielsystem entwickelt, das versucht, das Ziel der Erhaltung und Verbesserung des Gesundheitszustandes zu konkretisieren.[86] Auf einer ersten (individuellen) Zielebene werden Anforderungen an die personenbezogene Krankenversorgung und gesundheitliche Betreuung konkretisiert. Ziele sind dabei die Wiederherstellung der körperlichen und psychischen Funktionstüchtigkeit, die Verhütung, Heilung und Linderung von Krankheit, die Vermeidung des Todes, die Gewährleistung der Verfügbarkeit von Leistungen, die Wahrung der menschlichen Würde sowie die Stärkung der gesundheitlichen Kompetenz kranker und gesunder Menschen. Die zweite Ebene formuliert

---

85 Zitiert nach *Oberender* und *Hebborn* (1994), S. 18. Vgl. auch *Stillfried* (1996), S. 51ff.

86 Vgl. dazu *Henke* und *Hesse* (1999), S. 249f.

Nebenbedingungen, die die Gesundheitsversorgung erfüllen muss, weil sie in den gesellschaftlichen Kontext eingebunden ist. Ziele sind die Ausrichtung der Versorgung an den Präferenzen der Bürger, Erhaltung der persönlichen Freiheit, einzelwirtschaftliche Effizienz und Wahrung der Solidarität. Schließlich werden auf einer dritten Ebene vorrangige Aufgabenfelder für die Gesundheitspolitik formuliert, z.B. die Erfüllung der Versorgungsbedürfnisse einzelner Bevölkerungsgruppen (ein Beispiel wären hier chronisch Kranke).

Aber auch diese Ziele bleiben vage und können allenfalls als begrenzender Rahmen, nicht aber als konkrete Vorgaben für die Gesundheitspolitik dienen. Im Zweifel werden verschiedene Personen je nach individueller Perspektive diese Ziele auch anders interpretieren bzw. Teilziele anders gewichten. Es zeigt sich: Sobald man den Begriff Gesundheit konkretisieren und darauf eine rationale Gesundheitspolitik bauen will, wird man feststellen, dass es in einer pluralistischen Gesellschaft notwendigerweise viele – möglicherweise sogar konfligierende – Ansichten zu Gesundheit und Gesundheitspolitik gibt. Ein wissenschaftliches Konzept von Gesundheitspolitik lässt sich daher nicht unter Rückgriff auf einen eindeutig feststehenden Gesundheitsbegriff entwerfen. Das genannte Zielsystem ist unter diesen Vorbehalt zu stellen. Oder anders formuliert: Das Zielsystem des Sachverständigenrates kann zwar als ordnender Rahmen und Denkschablone dienen, wenn klare Ziele vorgegeben sind. Es kann aber keine Auskunft darüber geben, welche Ziele tatsächlich angestrebt werden sollen. Ganz im Gegenteil: Ein Verfahren, das eine Zielbestimmung erlaubt, wird nicht mit angegeben.

3.2 Individualprinzip und Patientensouveränität

Das Zielsystem ist aber insofern hilfreich, als es aufzeigt, dass die Gesundheitspolitik eingebettet ist in eine freiheitlich-demokratische Grundordnung und sich deren Notwendigkeiten nicht entziehen kann. Die Antwort auf die Frage, welcher Gesundheitsbegriff verwirklicht werden soll, kann in einer pluralistischen Gesellschaft mit individualistischen Wertgrundlagen nur lauten, dass diese Entscheidung dem Individuum als Versicherten und Patienten zu überantworten ist. Man nennt das auch Individualprinzip[87]: Dem Einzelnen werden die Entscheidungen über seine Lebensumstände überlassen. Notwendigerweise hat er aber auch die Verantwortung für diese Entscheidungen zu tragen.

Das Individualprinzip ist prägendes Element eines demokratisch-marktwirtschaftlich geordneten Wirtschafts- und Gesellschaftssystems. Ein solches System ist im wesentlichen ein Gefüge von Regeln und Normen, die es den Individuen ermöglichen, ihre Ziele und Wünsche im Austausch mit anderen zu verwirklichen. Dieses Prinzip ist sowohl in der Politik als auch auf Märkten verwirklicht und findet seinen Ausdruck in den Grundsätzen der Volkssouveränität und der Konsumentensouveränität. Volkssouveränität ist der Dreh- und Angelpunkt einer demokratischen Verfassung: Die Bürger sollen entscheiden, welche Politikansätze durchgeführt werden (bzw. wer für sie über Politikansätze entscheiden soll). Die politischen Anbieter müssen, wenn sie ihre eigenen Interessen (Macht, Stimmen, Einkommen) durchsetzen wollen, sich nach den Interessen der Bürger richten.[88] Auf funktionierenden Märkten gilt der Grundsatz der Konsumentensouveränität: Die Konsuminteressen der Bürger haben Vorrang. Produzenten müssen sich danach richten, wenn sie mit ihrem Gewinnerzielungsinteresse erfolgreich sein wollen. Das bedeutet, die Nachfrager entscheiden ausgehend von ihren Bedürfnissen darüber, was produziert wird. Konsumentensouveränität und Volkssouveränität dürfen aber nicht dahingehend missverstan-

---

87 Vgl. *Gitter* und *Oberender* (1987), S. 35.

88 Eine andere, hier nicht zu behandelnde Frage ist, wie gut politische Prozesse geeignet sind, dieses Prinzip auch tatsächlich umzusetzen.

den werden, dass bedingungslos alle Wünsche einzelner Bürger umgesetzt werden. Auch das ist Einschränkungen unterworfen. In der Politik ist die Stimmenzahl pro Bürger begrenzt und damit auch der Einfluss des Einzelnen. Auf Märkten entscheidet die Zahlungsbereitschaft darüber, was produziert wird und was nicht.

Hinter dem Individualprinzip steht ein bestimmtes Menschenbild, nämlich das des mündigen Bürgers. Der mündige Bürger ist grundsätzlich in der Lage, seine Interessen zu artikulieren, sie zur Geltung zu bringen und sie auf der Basis eigenverantwortlicher Entscheidungen zu verwirklichen. Das bedeutet nicht, dass der mündige Bürger allwissend ist oder stets perfekte Entscheidungen trifft. Ganz im Gegenteil: Auch der mündige Bürger kann sich irren, Fehlentscheidungen treffen und dabei die Verwirklichung seiner Ziele verfehlen. Jedoch ist er sich dieser Möglichkeit seines Scheiterns bewusst und in der Lage, seine Handlungsmöglichkeiten als Risiko und Chance zugleich zu akzeptieren. Er ist daher in der Lage, seine Interessen besser zu artikulieren als dies jede übergeordnete Einheit (Staat, Organisationen) könnte.

Soll das Gesundheitswesen Teil einer demokratisch und marktwirtschaftlich geordneten Gesellschaft sein, so muss zwangsläufig diese Vorstellung vom Individualprinzip bzw. vom mündigen Bürger Grundlage einer demokratischen Gesundheitspolitik sein. Volkssouveränität und Konsumentensouveränität sind daher denknotwendig mit der Patientensouveränität zu verknüpfen. Ein Gesundheitswesen, das Teil einer demokratisch-marktwirtschaftlichen Ordnung ist, muss so beschaffen sein, dass es den Patienten ermöglicht, ihre Wünsche und Bedürfnisse durchzusetzen. Die Produzenten haben ihre Interessen dem unterzuordnen. Dabei reicht es nicht aus, den Bürger – wie vom Sachverständigenrat für die Konzertierte Aktion im Gesundheitswesen jüngst gefordert – zur „dritten Kraft"[89] im Gesundheitswesen zu machen, der Mitgestaltungsrechte einzuräumen seien. Vielmehr bedeutet Patientensouveränität, dass der Bürger zur „ersten Kraft" im Gesundheitswesen wird und ihm in dieser Rolle die entscheidende Gestaltungskompetenz zufällt, an der sich Krankenversicherungen und Leistungserbringer zu orientieren haben.

Soll das Individualprinzip im Gesundheitswesen verwirklicht werden, so bedingt dies grundsätzlich eine dezentrale Steuerung. Die systemtragende Rolle dezentraler Steuerung lässt sich aus Zweckmäßigkeitsüberlegungen heraus, aber auch aufgrund eines Werturteils rechtfertigen. So verwirklicht dieser Ansatz die persönliche Freiheit von Konsumenten und Produzenten und ist damit Ausdruck des Selbstbestimmungsrechts der Systemakteure. Zweckmäßig ist dezentrale Steuerung deshalb, weil ein effizientes und anpassungsfähiges Gesundheitssystem ihr Ergebnis ist. Wettbewerbliche Steuerung mit geeigneten Rahmenbedingungen hält die Akteure – Konsumenten wie Produzenten – zu einer sparsamen Verwendung von Ressourcen an. Die Konsumenten suchen nach Anbietern, die ihre Qualitätswünsche zu angemessenen Preisen befriedigen und zwingen auf diese Weise die Anbieter zur Leistungsorientierung. Gleichzeitig führt wettbewerbliche Steuerung aber auch zur Erosion von wirtschaftlicher Macht; Produzenten können es sich nicht leisten, ihre eigenen Interessen gegen die Interessen der Konsumenten/Patienten durchzusetzen. Darüber hinaus regt dezentrale Steuerung einen ständigen Fluss von organisatorischen und technischen Innovationen an (Wettbewerb als Entdeckungsverfahren), die eine Weiterentwicklung des Systems garantieren.[90] Schon

---

89 *Sachverständigenrat für die Konzertierte Aktion im Gesundheitswesen* (2001a), S. 174.

90 Man kann auch von adaptiver Effizienz sprechen. Vgl. die Hinweise bei *Okruch* (2001), S. 118f.

diese knappe Skizze macht deutlich, dass dezentrale Steuerung das Potential besitzt, die Anreizprobleme des Gesundheitswesens zu lösen. Denn die Probleme des Gesundheitswesens entstehen wie oben gezeigt im wesentlichen daraus, dass den Patienten auf der einen Seite das Interesse genommen wird, die Anbieter zu kontrollieren, auf der anderen Seite aber den Leistungserbringern wirtschaftliche Macht garantiert wird, die sie nutzen können, um ihre eigenen (Einkommens-)Interessen auch gegen die Interessen der Konsumenten (qualitativ adäquate Behandlung zu angemessenen Preisen) durchzusetzen. Eine dezentrale, wettbewerbliche Steuerung bedeutet damit vor allem auch einen „Abbau von Produzentenprivilegien"[91]. Es kommt allerdings darauf an, die Effizienz- und Innovationspotentiale einer dezentralen Steuerung durch sinnvolle institutionelle Ausgestaltung herbeizuführen.

Die beiden anderen Steuerungsansätze – die zentrale Steuerung und die korporatistische Steuerung – sind wesentlich schlechter geeignet, die Grundidee der Patientensouveränität umzusetzen. Beide weisen deutliche funktionale Mängel auf und tragen eher zu Fehlsteuerungen bei, als diese zu beheben. Zentrale Steuerung scheitert im wesentlichen daran, dass sie darauf vertraut, planende Instanzen könnten die Präferenzen der Individuen erkennen. Da diese Präferenzen aber nicht objektivierbar und allenfalls in dezentralen Beziehungen (insbesondere in einzelnen Arzt-Patient-Beziehungen) erkennbar sind, scheitert dieser Versuch regelmäßig. Das wissensgenerierende Potential des Wettbewerbs wird damit nicht genutzt, es entstehen Angebotsstrukturen, die nicht den Wünschen der Patienten entsprechen. Wirtschaftlichkeit kann hier nur durch strikte Verhaltensvorgaben erreicht werden. Laufen diese Verhaltensvorgaben den Interessen der Anbieter entgegen, so werden diese zu Ausweichhandlungen neigen. Staatliche Planungsinstanzen haben dann

---

91 *Gitter* und *Oberender* (1987), S. 34

keine andere Wahl, als immer strenger in das individuelle Verhalten einzugreifen. In letzter Konsequenz läuft das auf einen vollständig staatlich organisierten Medizinbetrieb hinaus. Dabei macht der Staat den Leistungserbringern nicht nur Vorgaben, sondern übernimmt auch deren Organisationsstrukturen vollständig. Der Weg in einen nationalen Gesundheitsdienst ist auf diese Weise vorgezeichnet.

Der korporatistische Ansatz ist ebenso wenig geeignet, die Bürgerpräferenzen zu erfassen. Dieser Steuerungsmechanismus ist zwar „näher am Bürger" als die zentrale Steuerung. Allerdings haben die Verbandsvertreter kaum einen Anreiz, sich um die Präferenzen der Bürger zu kümmern. Sie sind eher mit verbandsinternen Problemen beschäftigt. Auch hier treten – wie schon dargelegt – erhebliche Effizienzprobleme auf. Zudem neigt das korporatistische System zu Erstarrung, so dass dieses System sich nur schwer an neue Umweltbedingungen anpassen kann.

Die bisherigen Erfahrungen mit korporatistischen und dirigistischen Verfahren bestätigen diese Einschätzung. Sie haben allenfalls kurzfristige fiskalische Effekte hervorgerufen, aber nicht die Strukturen des Gesundheitswesens im Sinne der Patienten verbessert. Die bisherigen Misserfolge der Gesundheitspolitik legen ein höheres Maß an Bescheidenheit, politische Zurückhaltung und größere Vorsicht bei zentralen Eingriffen nahe. Zudem muss auch immer wieder die Frage nach der Legitimation solcher Eingriffe in die private Sphäre des Bürgers gestellt werden. Denn eine Betrachtung des Regulierungsniveaus im Gesundheitswesen macht deutlich: Die unter Berufung auf Kostendämpfung und Solidarität vorgenommenen Interventionen haben mittlerweile ein Ausmaß erreicht, das nicht nur ökonomisch, sondern auch gesellschaftspolitisch bedenklich erscheinen muss.

Ein zukunftsfähiges Gesundheitswesen, das Teil einer demokratisch-marktwirtschaftlichen Ordnung sein soll, muss also auf dezentrale, bürgernahe Steuerung vertrauen. Allerdings sind die Konsequenzen dieses Ansatzes sehr weitreichend und würden, sollten sie in ihrer Reinform verwirklicht werden, ein Gesundheitswesen entstehen lassen, das mit den Strukturen des aktuellen Systems nur noch wenig gemeinsam hat. Wie würden solche Strukturen aussehen? Die Austauschbeziehungen wären vollständig individualisiert. Preise würden die Beziehungen zwischen Leistungserbringern und Patienten steuern. Die Patienten würden über die Inanspruchnahme von Gesundheitsgütern entscheiden, indem sie Preis-Qualitäts-Vergleiche anstellen. Dabei werden sie sich von ihrer Zahlungsbereitschaft für bestimmte Gesundheitsgüter leiten lassen. Die Zahlungsbereitschaft hängt wiederum von der individuellen Wertschätzung der Gesundheitsgüter (Präferenzen) und dem individuellen Einkommen (zur Verfügung stehende Geldmittel) ab. Über das Einkommen hängt die Zahlungsbereitschaft auch vom Versicherungsschutz ab. Allerdings ist in einem solchen System ein Vollversicherungsschutz zu rein einkommensabhängigen Prämien nicht mehr die Regel. Auch diese Absicherung ist individualisiert, d.h., jeder entscheidet eigenverantwortlich darüber, ob, wie und in welchem Umfang er sich gegen das Krankheitsrisiko absichert. Dabei wären die Krankenversicherungen nicht gezwungen, jede Person zu versichern bzw. dies zu einheitlichen Beiträgen zu tun. Vielmehr würde sich ein System herausbilden, in dem sich die Versicherungsbeiträge am Krankheitsrisiko der betreffenden Personen orientieren. Ob jemand in einem solchen System eine angemessene Gesundheitsversorgung erhält, hängt also sehr stark von seiner individuellen (finanziellen) Leistungsfähigkeit ab. Ein regulierungsfreier Zustand ist dieses System aber trotzdem nicht. Vielmehr muss der Staat den Ordnungsrahmen dieses Systems sichern und dafür sorgen, dass Wettbewerbsprozesse ablaufen können.

3.3 Soziale Ordnungspolitik

Es ist allerdings die Frage zu stellen, ob eine Entwicklung des Gesundheitssystems zu diesem Extrem hin überhaupt wünschenswert ist und nicht weiter gehende Regelungen erforderlich sind. Ein solches System wäre zwar unzweifelhaft sehr leistungsfähig, wäre aber mit möglicherweise unerwünschten Verteilungswirkungen verbunden. Insbesondere ist es fraglich, ob in einem solchen System eine medizinische Grundversorgung für jedermann gesichert ist. Aus diesem Grund lassen sich auch in einem grundsätzlich individualistisch ausgerichteten System Argumente dafür generieren, dieses Grundprinzip einzuschränken, nämlich durch das Solidar- oder Sozialprinzip.[92] Solidarprinzip bedeutet, dass in das Gesundheitssystem Elemente eingefügt werden, die jedem Bürger eine Versorgung in Krankheitsfällen unabhängig von seiner finanziellen Leistungsfähigkeit garantieren. In einer modernen Großgesellschaft ist das Solidarprinzip stets mit Zwang verbunden. Um die Versorgung aller Personen – insbesondere auch von Personen, die nur in geringem Maße leistungsfähig sind, aber hohe Risiken darstellen – leisten zu können, muss der Staat leistungsfähigere Personen zwingen, einen Teil ihres Einkommens zur Versorgung dieses genannten Personenkreises zur Verfügung zu stellen, ohne eine unmittelbare Gegenleistung zu erhalten. Das aktuelle Gesundheitssystem basiert sehr stark auf diesem Prinzip – was, wie die Problemanalyse gezeigt hat, zu Ineffizienzen und mangelnder Anpassungsfähigkeit führt. Trotz dieser Probleme sollte dieses Prinzip nicht ganz aufgegeben, muss aber in seiner Ausgestaltung verändert werden.

Warum sollte das Sozialprinzip beibehalten werden? Das lässt sich sowohl rein funktionalistisch rechtfertigen, als auch mit einem Werturteil begründen. Beide Ansätze basieren auf der

---

92 Vgl. dazu *Gitter* und *Oberender* (1987), S. 35ff.

besonderen Bedeutung der Gesundheit für den Einzelnen und für seine Teilnahme am Leben in modernen Gesellschaften. Das Werturteil zuerst: Es ist ein allgemein akzeptierter ethischer Grundsatz, dass niemandem die Mittel vorenthalten werden sollen, die er benötigt, um seine Existenz aufrecht zu erhalten. Gesundheitsgüter sind aber dafür wesentlich. Deshalb darf Bedürftigen die notwendige medizinische Versorgung nicht vorenthalten werden.[93]

Das Sozialprinzip dient aber auch zur Erhaltung der Funktionsfähigkeit von modernen Gesellschaften: Moderne Gesellschaften basieren im wesentlichen auf einem hohen Grad an Arbeitsteilung. Arbeitsteilung bringt viele Vorteile, die sich in der enormen Wohlstandssteigerung, die in westlichen Volkswirtschaften seit dem Einsetzen der industriellen Revolution beobachtbar ist, niederschlagen. Arbeitsteilung bringt aber auch Nachteile und Risiken mit sich, die es zu bewältigen gilt. Davon ist auch die Gesundheit betroffen. Arbeitsteilung bedeutet: Einzelne Mitglieder dieser Gesellschaften spezialisieren sich auf bestimmte Tätigkeiten und erbringen im Rahmen von Austauschbeziehungen Leistungen für andere (sei es als selbständige Unternehmer, sei es im Rahmen von Beschäftigungsverhältnissen). Aus diesen Austauschbeziehungen erzielen sie Einkommen als Grundlage ihrer Existenz. Gesundheit ist für die Fähigkeit, an diesem Prozess teilnehmen zu können eine zentrale Grundlage. Ist die Gesundheit dauerhaft geschädigt, so ist es der betreffenden Person nicht mehr oder nur eingeschränkt möglich, aus diesem arbeitsteiligen Prozess ein Einkommen zu erzielen. Der Einzelne sieht in der Regel die Gefahr, seine Gesundheit durch Teilnahme am arbeitsteiligen Prozess zu schädigen und damit die Grundlage seiner Existenz zu verlieren. Ist er für diesen Fall nicht oder nur unzureichend abgesichert bzw. ist ihm eine Absicherung (z.B. durch private Versicherung) ver-

---

93 Vgl. *Oberender* und *Fibelkorn-Bechert* (1997), S. 51

wehrt, da die Risiken zu extrem sind, dann wird er die Inkaufnahme bestimmter Risiken scheuen. Das bedeutet aber gleichzeitig, dass die Vorteile der Arbeitsteilung im Falle einer fehlenden Absicherung vor Extremrisiken nicht vollständig ausgenutzt werden können. Daraus folgt, dass es im Interesse des Einzelnen liegt, sich an einer gemeinsamen oder solidarischen Absicherung von Extremrisiken zu beteiligen – auch wenn das mit Zwang verbunden ist und er nicht sofort oder nie eine Gegenleistung erhält. Diese solidarische Absicherung ermöglicht ihm die Teilnahme am modernen Leben bzw. stabilisiert moderne Gesellschaft und insbesondere auch das Marktgeschehen.[94]

Damit ist aber noch nicht die Frage beantwortet, wie diese Grundversorgung konkret aussehen soll. Hier tritt – wie schon bei der Diskussion des Zielsystems – die Frage auf, wer das Ausmaß dieser Grundversorgung festlegen soll. Der alleinige Verweis auf die Patientensouveränität hilft hier nicht weiter, da der Bereich der Grundversorgung solidarisch für alle gelten soll. Es sind hier Verfahren und Kriterien zu entwickeln, die Auskunft darüber erlauben, was Teil dieser Grundversorgung sein soll und was nicht.

Diese Reformperspektive, die Individualprinzip und Sozialprinzip miteinander vereint, lässt sich am besten als „soziale Ordnungspolitik"[95] charakterisieren. Soziale Ordnungspolitik sieht das Gesundheitswesen nicht als Anhängsel an das Marktsystem oder als Reparaturbetrieb an. Vielmehr versteht soziale Ordnungspolitik das Gesundheitswesen als integralen Bestandteil des Marktsystem. Marktsystem und Gesundheitswesen gewinnen wechselseitig voneinander: Das Gesundheitswesen profitiert auf der einen Seite von den wohlfahrtssteigernden Marktkräften, trägt aber gleichzeitig zur Stabilität und Leistungsfähigkeit marktlicher Systeme bei.

---

94 Vgl. *Homann* und *Suchanek* (2000), S. 163ff.

95 *Oberender* (1996).

IV. Ein zukunftsfähiges Gesundheitswesen in Deutschland

Die Reformperspektive ist damit festgelegt: Soziale Ordnungspolitik soll dem Gesundheitswesen aus der Krise helfen. Kernelemente eines zukunftsfähigen Gesundheitswesens müssen Strukturen sein, die Wahlfreiheit gewähren und gleichzeitig Anreize setzen, die verschwenderischem Verhalten entgegenwirken. Private Initiativen sollten in den Vordergrund treten, die staatliche Ordnungsmacht eher in den Hintergrund. Solidarität ist weiterhin tragender Systembestandteil, soll aber so anreizverträglich wie möglich verwirklicht werden.

Das Gesundheitswesen ist in seiner aktuellen Ausprägung noch weit von diesem Leitbild entfernt. Wird soziale Ordnungspolitik umgesetzt, so kommt dies einer radikalen Kehrtwendung gleich: Bestehende Strukturen werden aufgebrochen; gewachsene Beziehungen verlieren ihre Bedeutung. Eine solche Reform wird Widerstände hervorrufen und kann daher nicht gelingen, ohne dass man sich Gedanken darüber macht, in welchen Schritten sie umgesetzt werden soll. Es muss vorab eine Reformstrategie formuliert werden, die Probleme bei der Verwirklichung erkennt und vermeidet. Eine solche Reformstrategie soll daher am Anfang der Skizze eines zukunftsfähigen Gesundheitswesens stehen. Dabei ist zu fragen: Soll in relativ kurzer Zeit ein ‚System aus einem Guss' implementiert werden, oder sollen Reformen in kleinen Schritten über einen relativ langen Zeitraum verteilt durchgeführt werden? Ist diese Frage beantwortet, so sind die Elemente eines zukunftsfähigen Gesundheitswesens näher darzulegen. Besonderes Augenmerk muss dabei auf die Frage gelegt werden, wie weit Solidarität eigentlich noch gehen darf, wenn sie anreizverträglich umgesetzt werden soll.

1. Reformstrategie

Man ist sich zwar in der Fachwelt einig, dass jenseits aller Kostendämpfungspolitik eine tiefgreifende Strukturreform des deutschen Gesundheitswesens notwendig ist, um eine zukunftsfähige Gesundheitsversorgung zu gewährleisten. Man ist sich auch einig, dass eine solche Reform nicht im Ausbau administrativer oder korporatistischer Steuerung bestehen kann, sondern wettbewerbliche Elemente stärken muss. Man ist sich aber nicht darüber einig, in welchen Schritten dies umgesetzt werden sollte. Der Sachverständigenrat zur Begutachtung der gesamtwirtschaftlichen Entwicklung hat jüngst die Optionen Systemwechsel und Systemevolution gegenübergestellt[96].

In beiden Fällen geht es darum, ein wettbewerblich orientiertes Gesundheitswesen zu verwirklichen. Wählt man die Handlungsoption Systemwechsel, dann würde ein vollständig neues Gesundheitssystem am Reißbrett geplant und innerhalb eines relativ kurzen Zeitraums umgesetzt.[97] Da es in diesem Fall möglich ist, alle Reformelemente aufeinander abzustimmen, wäre auch die Bezeichnung „Reform aus einem Guss" angemessen. Häufig werden damit sehr weitreichende Vorstellungen verbunden. Zum Beispiel existieren Überlegungen, das deutsche Gesundheitswesen vorwiegend auf den Managed care-Gedanken zu gründen oder – eng damit verbunden – auf das Disease mana-

---

96 Vgl. *Sachverständigenrat zur Begutachtung der gesamtwirtschaftlichen Entwicklung* (2000), S. 245ff.

97 Das heißt nicht, dass dieses System quasi über Nacht eingeführt werden würde. Die Umsetzung kann durchaus mehrere Jahre in Anspruch nehmen. Entscheidend ist aber, dass zu einem bestimmten Zeitpunkt die Entscheidung getroffen wird, den Systemwechsel mehr oder weniger unumkehrbar zu vollziehen und diesen im Rahmen eines vorgegebenen Zeitplans umzusetzen.

gement-Instrument.⁹⁸ Anderen Autoren wiederum schwebt vor, man könne das Gesundheitswesen umfassend mit Hilfe morbiditätsorientierter Kennziffern steuern.

Systemevolution behält im Gegensatz dazu Kernelemente des aktuellen Systems bei (insbesondere das Zwangsversicherungssystem), induziert aber eine wettbewerbsorientierte Weiterentwicklung. Dies kann durch Maßnahmen wie die Einführung von Fallpauschalen statt Einzelleistungsvergütung, den Ausbau der integrierten Versorgung, eine Begrenzung des Leistungskatalogs oder durch Ausweitung und Stabilisierung der Beitragsgrundlagen geschehen. Da die Maßnahmen nur Schritt für Schritt eingeführt werden, spricht man auch von „Gradualismus".

Die Gesundheitsökonomik als Wissenschaft ist nicht nur gefordert, ein Leitbild für Reformen im Gesundheitswesen zu konstruieren. Vielmehr muss sie auch einen Weg aufzeigen, wie dieses Leitbild verwirklicht werden kann. Jede Reformpolitik im

---

98 Managed care – ein angemessener deutscher Begriff fehlt ebenso wie eine einheitliche Definition – wird in der gesundheitspolitischen Diskussion als Oberbegriff für eine große Zahl von Versorgungsmodellen verwendet. Die Unterschiede zwischen einzelnen Managed care-Modellen sind teilweise beträchtlich; gemeinsam ist ihnen aber, dass Kostenträger und Leistungserbringer nicht mehr strikt getrennt sind. Mit Hilfe einiger typischer Managed care-Instrumente (z.B. Leitlinien, Outcomes Research oder Primärarztsystem) versuchen Kostenträger und Leistungserbringer gemeinsam, effiziente und qualitativ hochwertige Behandlungsabläufe sicherzustellen (genauer wird darauf in Teil IV.4 eingegangen). Disease management ist ebenfalls nicht einheitlich definiert. In der Regel versteht man darunter ein sektorübergreifendes Versorgungsmanagement. Auf der Basis evidenzbasierter Leitlinien werden präventive, diagnostische und therapeutische Anstrengungen zur Behandlung einer Krankheit systematisch aufeinander abgestimmt. Disease management kann Teil eines Managed care-Modells sein.

Gesundheitswesen wird mit Hindernissen konfrontiert.[99] Die beiden Umsetzungsoptionen sind unterschiedlich gut geeignet, mit diesen Hindernissen fertig zu werden. Ein Weg, der allen anderen überlegen wäre, lässt sich daher nicht eindeutig identifizieren. Wohl aber lassen sich einige Tendenzaussagen treffen, die der Gesundheitspolitik als Hilfestellung dienen können und bei der Umsetzung zu beachten sind.

Alle Reformen haben Auswirkungen auf das Verhalten der Individuen, die am Gesundheitswesen beteiligt sind. Die Individuen haben sich in Lern- und Erfahrungsprozessen auf die bestehenden Strukturen eingestellt und können mit ihnen umgehen. Diese in Lern- und Erfahrungsprozessen erworbenen Fähigkeiten – sie können als eine Art spezifische Investition angesehen werden, die nur im aktuell bestehenden Gesundheitswesen sinnvoll ist und ihren Nutzen entfalten kann – verlieren aber an Bedeutung, wenn ein andersartiges System implementiert wird. Aus diesem Grund werden viele Beteiligte – sowohl Patienten und Anbieter als auch Verbandsvertreter und Politiker – durch eine solche Reform ihre persönliche Einkommens- und Nutzenposition bedroht sehen. Sie werden daher versuchen, einer solchen Reform jeden möglichen Widerstand entgegenzusetzen. Der politische Prozess bietet vielfältige Möglichkeiten, um den Status quo zu verteidigen. Können Interessengruppen Drohpotentiale aufbauen, so können es sich stimmenmaximierende Politiker nicht leisten, dies zu ignorieren. Verstärkt wird dies häufig durch eine verzerrte Darstellung von Reformen in den Medien. Medien bauen heute sehr stark auf Einzelfalldarstellung, und dies erschwert es, Strukturreformen im politischen Alltag zu „verkaufen".

Eine graduelle Reformstrategie hat den unzweifelhaften Vorteil, dass diese Anpassungsprobleme nur in abgemilderter Form auftreten. Eine gradualistische Herangehensweise vermei-

---

99 Vgl. dazu insbesondere *Theurl* (1998), S. 2ff.

det insbesondere prohibitiv hohe Anpassungslasten und überfordert die Akteure im Gesundheitswesen nicht. Auch ermöglicht Gradualismus politische Experimente: In kleinen Schritten können Reformelemente im Sinne einer Stückwerkssozialtechnik ausprobiert werden. Korrekturen bei offenkundigen Fehlentwicklungen sind dann leichter möglich als im Falle eines umfassenden Systemwechsels. Somit dürfte es wesentlich leichter sein, politische Zustimmung zu einer schrittweisen Transformation des Gesundheitswesens zu erreichen.

Allerdings darf nicht vergessen werden: Die oben skizzierte Leitlinie wettbewerblicher Reformen wirkt im Prinzip nur dann, wenn alle Elemente in ihrer Gesamtheit implementiert werden. Führt man hingegen nur einzelne marktwirtschaftliche Steuerungselemente ins Gesundheitswesen ein, so löst dies systeminhärente Spannungszustände zwischen marktwirtschaftlichen und nicht-marktwirtschaftlichen Bestandteilen des Gesundheitswesens aus. Isolierte Reformen in Teilsystemen führen häufig zu Ausweichreaktionen, die die eigentliche angestrebte Wirkung einer solchen Reform wieder zunichte machen.[100] Daraus resultierende Fehlentwicklungen werden aber häufig von Reformgegnern in (bewusster) Verkennung der Gesamtzusammenhänge den marktwirtschaftlichen Systemelementen angelastet. Es ist dann häufig ein Leichtes, politische Stimmungen gegen Marktwirtschaft im Gesundheitswesen zu erzeugen.

Ein weiterer Faktor spielt Reformgegnern dabei in die Hände: Kleine Schritte lassen sich leichter rückgängig machen als der große oder ein kompletter Systemwechsel. Zudem erlahmt nach einiger Zeit der Reformbemühungen häufig der Reformwille von Regierungen (Wählerstimmenmarkt). Einzelne Maßnahmen werden dann zwar eingeführt, mit der Zeit wird aber das Gesamtkonzept verwässert und bleibt schließlich ganz

---

100 Ein hervorragendes Beispiel hierfür ist die angestrebte flächendeckende Einführung von DRG-Fallpauschalen ins Gesundheitssystem.

auf der Strecke. Die gradualistische Strategie beinhaltet damit zwar grundsätzlich geringere Anpassungslasten. Erkauft wird dies jedoch mit der Gefahr, dass das Gesamtkonzept am Ende aus den Augen verloren wird und die Reform bei Einzelschritten stehen bleibt. Eine solche Strategie ist nur dann durchsetzbar, wenn eine hohe Langfristorientierung der Politik gegeben ist, die Politik also ein hohes Maß an Selbstdisziplin mitbringt.

Die Gefahr, dass das Gesamtkonzept am Ende aus den Augen verloren wird, ist in der Bundesrepublik Deutschland Realität geworden. Zwar wurden mit dem Gesundheitsstrukturgesetz von 1993 die Weichen in Richtung auf ein wettbewerbliches Gesundheitswesen gestellt. Zentrales Element war damals die Einführung der Kassenwahlfreiheit für die Versicherungspflichtigen, flankiert von Kontrahierungszwang und Diskriminierungsverbot. Jedoch sind die Reformbemühungen auf dieser Stufe stehen geblieben. Eine in sich geschlossene Wettbewerbsordnung für das Gesundheitswesen existiert bis heute nicht. Eine solche darf den Wettbewerb nicht auf die Krankenkassen beschränken, sondern muss auch die Anbieter einbeziehen. Hingegen schwankt die Politik heute scheinbar beliebig zwischen althergebrachten dirigistischen Maßnahmen und wettbewerblichen Elementen hin und her. Ein schlüssiges Gesamtkonzept auf freiheitlich-marktwirtschaftlicher Basis ist nicht mehr erkennbar.

Beide Strategien haben entscheidende Nachteile: Ein abrupter Systemwechsel überfordert die Systemakteure; Gradualismus läuft hingegen immer Gefahr, dass die Reformbestrebungen erlahmen und dass Teilschritte mit schädlichen Nebeneffekten implementiert werden. Eine Lösung bietet folgende Überlegung: Ein Systemwechsel kann unterschiedlich weit gehen. Man kann ein System bis in alle Details hin konstruieren (z.B. sehr viele Einzelheiten der konkreten Versicherungs- und Versorgungsabläufe festlegen) oder man kann ein System schaffen, das nur sehr allgemeine Grundzüge festlegt, aber die konkreten Abläufe offen lässt. Strebt man einen Systemwechsel in letzterer

Form an, so werden sowohl Probleme des Gradualismus als auch Probleme eines überkonstruierten neuen Systems vermieden. So vermeidet man sich widersprechende Strukturen, gibt den Systemakteuren aber Gelegenheit, das neue System mit eigenen Ideen zu füllen – es bleibt also Raum für Experimente. Ziel muss es also sein, Grundstrukturen zu schaffen, die hinreichend offen sind. Es darf nicht der Fehler gemacht werden, das System zu stark zu planen. Dass hierfür die Wissensgrundlagen fehlen, haben zahlreiche gescheiterte Initiativen gezeigt. Ex ante ist nämlich bei keiner Versorgungsform vorhersehbar, welche Nebeneffekte sie besitzt und ob sie überhaupt funktionsfähig und versichertengerecht ist.[101]

Wie sollen diese Grundstrukturen aber aussehen? Oberstes Ziel muss es sein, die Fehlanreize des aktuellen Systems zu beseitigen und durch die disziplinierenden Kräfte wettbewerblicher Steuerung zu ersetzen. Dazu ist zum einen eine Neudefinition der Solidarität notwendig. Zum anderen muss es zu einer Neuorganisation des Versicherungsverhältnisses und einer Öffnung der Angebotsstrukturen kommen. Dies hat im Rahmen einer in sich schlüssigen und widerspruchsfreien Wettbewerbsordnung für das Gesundheitswesen zu geschehen. Es sind also die Grundregeln umzusetzen, die eine dezentrale Steuerung möglich machen.[102]

Ein Beispiel: Oben wurde ausgeführt, dass im Rahmen des GKV-Versicherungsverhältnisses das Moral hazard-Phänomen auftritt. Verursacht wird dies einerseits durch die asymmetrische Informationsverteilung zwischen Versicherung und Versicherten, andererseits durch die mangelnden Handlungsmöglichkeiten der Krankenkassen, diesem Verhalten entgegenzuwirken. Ein weit reichender Systemwechsel würde nun den Krankenver-

---

[101] Vgl. *Oberender* und *Fibelkorn-Bechert* (1997), S. 51f., *Okruch* (2001), S. 134f.

[102] Vgl. dazu die Ausführungen in Abschnitt III.2.3.

sicherungen vorschreiben, bestimmte Patientenmanagementsysteme einzusetzen, um dieses Verhalten zu bekämpfen. Demgegenüber beschränkt sich der hier vorgeschlagene Ansatz darauf, es den Krankenkassen grundsätzlich zu erlauben, dieses Verhalten zu bekämpfen. Welche Maßnahme sie dann konkret einsetzen, ob sie beispielsweise auf Patientenmanagementsysteme vertrauen oder eher auf Bonus-Verträge oder andere Instrumente, bleibt dann ihnen und dem Wettbewerb als Entdeckungsverfahren überlassen.

2. Neudefinition der Solidarität

Ziel der folgenden Reformvorschläge muss es sein, dezentrale Strukturen für das deutsche Gesundheitswesen zu skizzieren, die aber immer noch Raum lassen für eine solidarische Grund- oder Regelversorgung. Dass eine solche solidarisch finanzierte Grundversorgung nicht eine medizinische Maximalversorgung (Verwendung aller noch nutzenbringenden medizinischen Möglichkeiten) sein kann, wurde bereits dargelegt. Das hätte unweigerlich zur Folge, dass alle Ressourcen ins Gesundheitswesen fließen würden, was gesellschaftlich nicht erwünscht ist. Anders ausgedrückt: Die (solidarischen) Finanzierungsmöglichkeiten bleiben hinter den medizinischen Handlungsmöglichkeiten deutlich zurück. Die Medizin bzw. die Gesundheitspolitik kann ihrem strategischen Problem, nämlich dem der Knappheit, nicht entgehen.

Häufig wird in der sozial- bzw. gesundheitspolitischen Debatte der Eindruck erweckt, dass man das System nur anders organisieren müsse, um weiterhin eine umfassende Versorgung zu gewährleisten. Das wird häufig mit der Losung „Rationalisierung statt Rationierung" umschrieben. Man behauptet, im Gesundheitssystem gäbe es „Wirtschaftlichkeitsreserven", das System müsse leistungsfähiger gemacht, die Dienstleistungsprozesse müssten optimiert und Verschwendung vermieden werden. Mit gegebenem Ressourceneinsatz könnte dann mehr erreicht werden (Rationalisierung). Erst wenn dieses Potential ausgeschöpft sei, könne über Rationierung nachgedacht werden. Rationierung wird in diesem Fall als Einschnitt in eine möglichst umfassende, solidarisch finanzierte Versorgung verstanden. Man hofft also, durch Rationalisierung solche Einschnitte vermeiden zu können.

Diese Hoffnung ist trügerisch. Es ist zwar richtig, dass Rationalisierung – also effiziente Erbringung der Gesundheitsleistungen – das Gesundheitswesen leistungsfähiger macht und damit dazu beiträgt, dass die gegebenen Ressourcen verwendet werden, um mehr Leistungen als bisher zu produzieren. Doch auch dann lässt sich eine maximale Gesundheitsversorgung nicht verwirklichen. Eine maximale Versorgung ist nirgendwo möglich. In einer Welt der Knappheit ist Rationierung unvermeidlich.[103]

Wie aber soll eine solche Rationierung, d.h. der Verzicht auf wirksame Maßnahmen, durchgeführt werden? In der öffentlichen und wissenschaftlichen Diskussion gibt es vielfältige, häufig nicht klar voneinander abgegrenzte Vorstellungen.[104] Grundsätzlich treten Rationierungsprobleme immer dann auf, wenn knappe Ressourcen nicht ausreichen, um alle potentiellen Nachfrager zu befriedigen. Im Kern geht es bei Rationierung also darum, knappe Mittel auf konkurrierende Ziele zu verteilen. Das kann mit Hilfe verschiedener Mechanismen geschehen. Auf funktionierenden Märkten übernimmt der Preis diese Rationierungsfunktion: Der Preis entscheidet, wer tatsächlich zum Zuge kommt. Wer bereit ist, den herrschenden Marktpreis oder einen

---

103 Vgl. auch *Sachverständigenrat für die Konzertierte Aktion im Gesundheitswesen* (1995), S. 46., *Stillfried* (1996), S. 233f.

104 Vgl. *Reinhardt* (1996) oder *Stillfried* (1996), der einen ökonomischen, medizinischen und sozialpolitischen Rationierungsbegriff unterscheidet.

höheren Preis zu zahlen, der erhält das betreffende Gut. Im derzeit realisierten System wird eine implizite Rationierung mittels Budgets vorgenommen. Dabei werden die Ressourcen, die dem Gesundheitswesen zur Verfügung stehen, auf eine bestimmte Größe begrenzt. Es wird aber keine Aussage darüber getroffen, ob damit bestimmte Leistungen ausgeschlossen sein sollen. Vielmehr wird diese Entscheidung auf die Ebene des Arztes verlagert.

Im Zuge der Neudefinition der Solidarität im Gesundheitswesen ist eine indirekte Rationierung notwendig. Diese Rationierungsentscheidung soll Antwort auf die Frage geben, welche Leistungen noch solidarisch für jeden Bürger finanziert werden sollen und welche nicht. Eine solche Entscheidung bedeutet eine Rücknahme sozialpolitischer Ansprüche an das Gesundheitswesen. Man gesteht sich ein, dass eine maximale medizinische Versorgung zwar wünschenswert, aber aufgrund von Knappheiten nicht durchführbar ist. Mit der expliziten Definition einer Grundsicherung übernimmt man aber die Gestaltung dieses zurückgenommenen sozialpolitischen Anspruchs und überlässt ihn nicht dem Zufall.[105]

Das bedeutet natürlich nicht, dass nach Abgrenzung eines Regelleistungsbereichs alle Elemente dieses Bereichs jedem unterschiedslos zur Verfügung stehen, während alle ausgegrenzten Leistungen nicht mehr erhältlich sind. Die ausgegrenzten Leistungen sind mit dieser Entscheidung dem Preismechanismus unterworfen. Über die Zuteilung entscheidet damit die Zahlungsbereitschaft oder die durch private Zusatzversicherung veränderte Zahlungsbereitschaft. Umgekehrt bedeutet auch die Entscheidung, eine Leistung zur Regelleistung zu machen, nicht die Aufhebung der Knappheit für diese Leistungen. Vielmehr sind auch innerhalb dieses Regelleistungsbereichs noch weitere Rationierungsentscheidungen erforderlich.

---

[105] Vgl. *Oberender* (1998), S. 18.

Damit ist aber noch nicht die Frage beantwortet, wie ein solcher Grund- oder Regelleistungskatalog aussehen soll. Es ist leicht vorstellbar, dass die Meinungen darüber weit divergieren und ein solches Vorhaben vor allem den Widerspruch vieler Interessengruppen hervorrufen dürfte. Die bisherige Diskussion hat gezeigt, dass auch die Wissenschaft kein sauberes Kriterium nennen kann, wie ein solcher Bereich abzugrenzen ist. Vielmehr ist vor einer „Expertokratie-Illusion"[106] zu warnen: Man darf nicht meinen, dass Rationierungsentscheidungen allein unter Bezug auf medizinisch-technische Gegebenheiten zu lösen seien. Eine reine Verlagerung auf Expertenkommissionen wie Ethik-Räte ist also fehl am Platz. Vielmehr handelt es sich um eine genuin politische Entscheidung, die ein Parlament treffen muss und die es auch treffen sollte, will es nicht von der normativen Kraft des Faktischen (also von der Knappheit der Ressourcen) überrannt werden und vollständig die Kontrolle über die Entwicklung verlieren. Diese Entscheidung muss auf der Grundlage eines breiten öffentlichen Diskurses geführt werden. Expertenmeinungen sollten in diesen Diskurs einfließen, sollten aber nicht die letztendliche Entscheidung treffen.

Die Wissenschaft kann Hilfskriterien benennen, an denen sich politische Entscheidungen über einen Grundversorgungsbereich orientieren können. Entsprechend der funktionalen Bedeutung einer solidarischen Gesundheitsversorgung in entwickelten Marktwirtschaften sollte sich die Grundsicherung auf lebensbedrohende Extremrisiken beschränken, die der Einzelne in keinem Fall mehr allein tragen könnte. Bagatellleistungen könnten damit von vornherein aus dem Grundleistungskatalog ausgeschlossen werden. Auch krankheitsfremde Leistungen eignen sich für einen Ausschluss. Sie könnten entweder anderen staatlichen Ausgabenträgern zugerechnet werden oder dem Bereich der Eigenverantwortung. Ebenso können Leistungen

---

106 *Kersting* (2000), S. 498.

nach dem Grad der individuellen Vorhersehbarkeit ausgeschlossen werden. Korrekturen absehbarer gesundheitlicher Beeinträchtigungen wären damit auszuschließen. Das gilt z.B. für Seh- und Hörhilfen oder Zahnersatz – Leistungen also, die mit zunehmendem Alter fast unvermeidlich notwendig werden und zu deren Absicherung man daher nicht unbedingt einer Versicherung bedarf. Ein weiteres Kriterium ist der Grad der Abwendung von Lebensgefahr. Kuren oder Schönheitsoperationen wären demnach keine Leistungen, die von der Solidargemeinschaft zu übernehmen sind. Schließlich wäre es auch denkbar, medizinische Leistungen mit Hilfe ökonomischer Evaluationsverfahren zu bewerten und auf dieser Grundlage über einen Ausschluss zu entscheiden.

Wichtig ist, diese Verfahren im Rahmen eines öffentlichen Diskurses zu einer bewussten Vorabrationierung von Leistungen und Kapazitäten im Gesundheitswesen zu benutzen. Eine unbewusste und im Zweifel auch unkontrollierte „Rationierung durch die Hintertür" wird auf diese Weise vermieden. Vielmehr ist so sichergestellt, dass der Regelleistungskatalog Ergebnis eines demokratisch legitimierten und sachlich fundierten Entscheidungsprozesses über die Verwendung knapper finanzieller Mittel ist.

3. Neugestaltung des Versicherungsverhältnisses

In praktisch allen Reformvorschlägen, die das Gesundheitswesen umgestalten wollen, wird es als wichtiger Schritt angesehen, den Umfang der solidarisch finanzierten Gesundheitsleistungen zu begrenzen. Allerdings darf eine Reform dabei nicht stehen bleiben. Schließlich löst man die Anreiz- und Strukturprobleme des Gesundheitswesens nicht, indem man einen Regelleistungskatalog abgrenzt. Um die Anreizprobleme in den Griff zu bekommen, muss entsprechend der Reformleitlinie das Individualprinzip verwirklicht werden. Konkret heißt dies, die Austauschbeziehungen im Gesundheitswesen (Behandlungsvertrag, Versicherungsvertrag und Versorgungsvertrag) müssen generell dezentral ausgestaltet werden.

Der Versicherungsvertrag muss dabei naturgemäß eine entscheidende Rolle spielen. Denn der Inhalt des Versicherungsvertrags hat sowohl Einfluss auf die Nachfrageseite als auch Einfluss auf die Angebotsseite im Behandlungsvertrag. Zum einen verändert der Versicherungsvertrag die Zahlungsbereitschaft für Gesundheitsgüter; in der GKV führt dies zu Freifahrerverhalten und Moral hazard, also zu einem Anwachsen der Nachfrage über ein vernünftiges Maß hinaus. Zum anderen bedeuten mangelhaft ausgestaltete Wettbewerbsbeziehungen zwischen Krankenversicherungen, dass es den Krankenkassen nicht möglich ist bzw. sie keinen Anreiz haben, die Angebotsstrukturen zu kontrollieren und zu gestalten.

Hier soll zunächst betrachtet werden, wie der Versicherungsvertrag in einem GKV-Reformmodell grundsätzlich ausgestaltet sein sollte bzw. genauer, welche Freiheiten man den Systemakteuren lassen sollte, Versicherungsverträge individuell auszugestalten. Dabei wird insbesondere die Frage zu diskutieren sein, wie Wettbewerb (dezentrale Steuerung) und Solidarität (Finanzierung des Grundleistungskatalogs für alle) miteinander in Einklang gebracht werden können. Die Frage, wie Krankenkassen auf die Angebotsstrukturen einwirken können, ist dem folgenden Abschnitt 4 vorbehalten.

3.1 Verpflichtende Grundversicherung und freiwillige Zusatzversicherung

Existiert ein Regelleistungsbereich, der nach den oben genannten Kriterien verbindlich abgegrenzt ist, so liegt eine Zweiteilung des Versicherungsverhältnisses nahe. Alle nicht im Regelleistungskatalog aufgeführten Leistungen fallen in den Bereich der Zusatz- oder Wahlleistungen. Da für den Regelleistungsbereich weiterhin das Solidarprinzip gelten muss, ist die Absicherung gegen das Krankheitsrisiko für beide Bereiche unterschiedlich zu gestalten.

Das Solidarprinzip macht ein Mindestmaß an staatlichem Zwang notwendig: Soll eine Basisversorgung für jedermann garantiert sein, so muss auch jeder verpflichtet sein, sich so abzusichern, dass er diese Basisversorgung im Ernstfall auch bezahlen kann. Ohne eine solche Versicherungspflicht bestünde die Gefahr, dass Menschen bewusst auf eine Absicherung verzichten, um die Solidarität auszunutzen (Trittbrettfahrerverhalten). Es ist damit noch keine Aussage verbunden, wie weit diese Pflicht gehen soll: Soll es sich um eine weitgehend offene Verpflichtung handeln, die es den Vertragspartnern erlaubt, Versicherungsverträge individuell zu gestalten? Oder soll damit der Zwang verbunden sein, ein bestimmtes, gesetzlich vorgeschriebenes Versicherungsmodell anzuwenden? Diese Frage wird noch weiter unten zu diskutieren sein. Ergänzend zur Versicherungspflicht auf der Seite der Versicherungsnehmer sind die Versicherungen, die Verträge zur Absicherung des Regelleistungskatalogs anbieten, einem Kontrahierungszwang und Diskriminierungsverbot zu unterwerfen. Dadurch wird sichergestellt, dass jeder Versicherungspflichtige auch einen Grundversicherungsvertrag zu gleichen Bedingungen wie andere Versicherte erhält.

Wer sich darüber hinaus absichern möchte, kann dies im Rahmen von Zusatzversicherungen tun (Wahlleistungen).[107] Solidarische Elemente sind einer solchen Zusatzversicherung völlig fremd. Daher besteht kein Anlass, die betreffenden Versicherungsverträge staatlichem Zwang zu unterwerfen. Die Austauschbeziehungen zwischen freiwilligen Versicherungsnehmern und Zusatzversicherern sind daher vollständig wettbewerblich zu organisieren. Notwendig ist ein Ordnungsrahmen für diesen Versicherungsmarkt, der z.B. vom Bundesversicherungsauf-

---

[107] Vgl. *Gitter* und *Oberender* (1987), S. 105f., *Monopolkommission* (1998), S. 336

sichtsamt überwacht werden könnte (wie es bereits bei den privaten Krankenversicherungen geschieht). Dieser Ordnungsrahmen muss sicherstellen, dass die subjektiven Wünsche potentieller Versicherungsnehmer hinsichtlich Umfang der Risikoabdeckung und der Leistungserbringung zur Geltung kommen. Daher muss der Einzelne sowohl das Versicherungsunternehmen als auch Art und Umfang des Versicherungsschutzes frei wählen dürfen. Auch den Versicherungen sollten weitgehende Freiheiten bei der Vertragsgestaltung eingeräumt werden: Es sollte ihnen erlaubt sein, mit Instrumenten wie Selbstbeteiligungen oder Bonus-/Malus-Regelungen das Verhalten der Versicherten zu steuern, um übermäßige, dem Versicherungsgedanken widersprechende Inanspruchnahme zu vermeiden. Sind solche Rahmenbedingungen gesetzt, dann ist ein intensiver Wettbewerb zwischen den Versicherungen zu erwarten, was mit einem hohen Innovationspotential einhergeht.

Die Beiträge wären in einem solchen System nach dem individuellen Äquivalenzprinzip zu gestalten, d.h., Leistungen und Gegenleistungen müssen sich entsprechen. Jeder müsste die Beiträge zahlen, die seinem individuellen Krankheitsrisiko entsprechen. Das hat weitreichende Folgen: Versicherungen werden Menschen, die ein hohes individuelles Krankheitsrisiko aufweisen, nicht aufnehmen (Selektion schlechter Risiken) oder ihnen derart hohe Beiträge abverlangen, die praktisch unbezahlbar sind. Soll dieses Problem durch staatliche Eingriffe gelöst werden? Aufgrund des Charakters des Bereichs der Zusatzleistungen sollte darauf verzichtet werden. Dieser Bereich soll sowohl vollständig durch den Marktmechanismus (Preis) gesteuert als auch rationiert werden. Würde man sozialpolitische Aspekte berücksichtigen, so würde die Grenze zwischen dem Grundleistungsbereich und dem Zusatz- und Wahlleistungsbereich verwischen. Da Versicherungsverträge über Zusatzleistungen vollständig dezentral gesteuert werden, treten in diesem Bereich die Anreizprobleme des Gesundheitswesens nicht mehr auf.

3.2 Wettbewerb und Solidarität im Regelleistungsbereich

Während Versicherungsverträge über Zusatzleistungen ausschließlich preislich gesteuert werden sollten, verbietet sich für Versicherungsverträge über Regelleistungen eine rein dezentrale Steuerung. Eine Grundversorgung für alle Bürger ist nicht sicherzustellen, wenn Regelleistungen mit Hilfe des Preismechanismus zugeteilt (rationiert) werden. Die Verteilungswirkungen, die sich unweigerlich einstellen würden, wenn auch dieser Bereich vollständig wettbewerblich organisiert wäre, sind unerwünscht.

Man kann es sich allerdings nicht leisten, vollständig auf Wettbewerb im Regelleistungsbereich zu verzichten. Wettbewerbliche Elemente sind sogar unumgänglich notwendig, wenn im Regelleistungsbereich nicht genau die Anreizprobleme auftreten sollen, die für die Gesetzliche Krankenversicherung in ihrer aktuellen Form typisch sind. Die Effizienzwirkungen einer wettbewerblichen Steuerung sind also auch in diesem Bereich durchaus erwünscht. Es stellt sich damit die Frage, wie Wettbewerb und Solidarität zu vereinbaren sind, um eine effiziente Basisversorgung im Gesundheitswesen zu gewährleisten. Die Meinungen darüber, wie dieser Spagat zu schaffen ist, gehen weit auseinander. Deshalb soll dieses – für eine Reform des Gesundheitswesens entscheidende – Thema etwas ausführlicher diskutiert werden. Es werden aus diesem Grund zwei Ansätze, die Wettbewerb und Solidarität miteinander verknüpfen wollen, vorgestellt und bewertet. Das erste Modell ist dem aktuellen System entlehnt: Es versucht, einkommensabhängige Beiträge und Wettbewerb der Kassen mit Hilfe des Risikostrukturausgleichs zu vereinen. Ein Gegenmodell verzichtet hingegen auf einkommensabhängige Beiträge und verlagert die solidarische Finanzierung ins Steuersystem.

*a) Einkommensabhängige Beiträge
mit Risikostrukturausgleich*

Ziel des Risikostrukturausgleichs[108] ist es, einkommensproportionale Beiträge bei rein bedarfsabhängiger Leistungsgewährung mit Wettbewerb zwischen den Krankenkassen kompatibel zu machen. Um zu verstehen, wieso dann ein Risikostrukturausgleich notwendig ist, sollte man sich zunächst in Erinnerung rufen, wie sich Versicherungen in einem weitgehend unregulierten Wettbewerb verhalten würden.[109] Es wurde bereits darauf hingewiesen, dass Versicherungen auf wettbewerblich organisierten Märkten gezwungen sind, ihre Prämien nach dem Äquivalenzprinzip zu kalkulieren. Das bedeutet, jedem Versicherungsnehmer wird für die Versicherungsperiode soviel an Prämie abverlangt, wie er wahrscheinlich innerhalb dieser Versicherungsperiode an Leistungen in Anspruch nehmen wird (also nach seinem Ausgabenrisiko). Nimmt eine Versicherung diese Prämiendifferenzierung nicht vor oder gelingt ihr dies schlechter als anderen Versicherungen, so muss sie Verluste in Kauf nehmen und die Prämien erhöhen, was sie erneut unattraktiv macht. Für die Versicherung besteht also unter den genannten idealen Bedingungen ein Zwang zur risikoäquivalenten Prämienkalkulation. Für eine wettbewerbliche Krankenversicherung würde dies heißen: Die Krankenversicherung sucht sich bestimmte Kriterien, anhand derer sie beurteilen kann, ob und inwieweit der Versicherte medizinische Leistungen in Anspruch nehmen wird, deren Finanzierung über den Versicherungsvertrag abgedeckt ist. Um im Wettbewerb bestehen zu können, ist es für die Krankenkassen erforderlich, diese Prämiendifferenzierung nach Krankheitsrisiko möglichst genau durchführen zu können.

---

108 Das Modell überträgt das aktuelle GKV-Versicherungssystem auf den Regelleistungsbereich.

109 Vgl. zum folgenden *Oberender* und *Fleischmann* (2001).

Das ist der Punkt, an dem der Risikostrukturausgleich ansetzt. Die genannte Prämiendifferenzierung hätte zur Folge, dass Personen mit hohen Risiken (z.B. Diabetiker oder andere chronisch Kranke) erheblich höhere Prämien abverlangt würden als gesunden Versicherten. Das wird in der Regel als ungerecht empfunden und gefordert, dass niemand aufgrund von Krankheiten derartige Nachteile in Kauf nehmen sollte. Im deutschen Gesundheitswesen ist aus diesem Grund der Solidaritätsgedanke in Form von regulierten Prämien eingeführt worden: Die Krankenkassen dürfen keine risikoäquivalenten Prämien verlangen, sondern müssen einkommensproportionale Prämien erheben.

Diese Prämien werden nach einem einheitlichen Beitragssatz erhoben. Dieser Beitragssatz ergibt sich als Quotient aus den Krankheitsausgaben, die eine Krankenkasse zu tragen hat, und dem beitragspflichtigen Einkommen ihrer Mitglieder (Grundlohnsumme). Im Wettbewerb stellt der Beitragssatz einen Aktionsparameter dar, mit dem Krankenkassen Vorteile gegenüber Konkurrenten erringen möchte. Eine Krankenkasse hat daher ein Interesse daran, den Beitragssatz möglichst niedrig zu halten. Sie könnte den Beitrag niedrig halten oder weiter senken, indem sie entweder mit Hilfe von Managementmethoden die Krankheitsausgaben senkt, oder indem sie Menschen mit hohen Krankheitsausgaben (und geringen Beiträgen) nicht aufnimmt.

Die Benachteiligung von Patienten mit hohen Ausgaben ist in einem Wettbewerbssystem offensichtlich nicht dadurch zu lösen, dass der Staat Einheitsprämien vorschreibt. Denn die Prämienregulierung macht diesen Personenkreis aus der Sicht der Krankenkassen zu schlechten Risiken. Regulierte Prämien bringen es mit sich, dass die Leistungsausgaben eines solchen Versicherten höher sind als die Prämien, die er zahlt. Für die Kasse bedeutet dies einen Verlust, verbunden mit dem Zwang zur Erhöhung der Beiträge. Könnte die Versicherung risikoäquivalente Prämien erheben, so würde die Versicherung durch geeignete Prämienkalkulation die Diskrepanz zwischen Prämien und Leistungsinanspruchnahme beseitigen, so dass es keine per se schlechten Risiken gibt. In einem System mit regulierten Prämien bedrohen aber solche Versicherten tendenziell die Wettbewerbsposition einer Kasse.

Krankenversicherungen haben demnach einen hohen Anreiz, einen solchen Versicherten nicht mit einem Krankenversicherungsvertrag auszustatten. Vielmehr ist es für diese Kasse rational, nur gute Risiken zu versichern. Die Art, wie die Beiträge reguliert sind, entscheidet darüber, welche Versicherten den gesetzlichen Krankenkassen genehm sind. Da die Beiträge einkommensproportional sind, streben die Versicherungen danach, möglichst viele Personen mit hohem Einkommen zu versichern. Gleichzeitig sollten diese Versicherten aber nur wenige Leistungen in Anspruch nehmen. Finanzstarke und junge (tendenziell gesunde) Versicherte sind also die gesuchten Versicherungsnehmer.[110]

Anreize zu Selektionsprozessen bestehen aber nicht nur auf der Angebotsseite, sondern auch auf Versichertenseite. Niemand möchte gern zusammen mit schlechten Risiken bei einer Krankenkasse versichert sein; Versicherte – sowohl gute als auch schlechte Risiken – haben daher den Anreiz, Kassen, die vorwiegend schlechte Risiken versichern, zu verlassen. Häufig wird hier noch zusätzlich unterstellt, dass besserverdienende und junge Versicherte – also tendenziell gute Risiken – eher zu einem Kassenwechsel in Reaktion auf Beitragssatzunterschiede neigen, als dies ältere und kranke Versicherte bzw. Sozialhilfeempfänger oder Arbeitslose tun. Als Folge – und das ist unmittelbar aus der oben dargelegten Beitragssatzermittlung erkennbar – werden die billigen Kassen noch billiger und die teuren Kassen noch teurer. Das Ergebnis dieses Prozesses wird häufig als solidaritäts-

---

110 Es ist hier allerdings darauf hinzuweisen, dass den deutschen Krankenkassen derzeit weitgehend die Aktionsparameter fehlen, um Risikoselektion zu betreiben. Sie müssen daher auf eher subtile Mechanismen wie z.B. die Ausdünnung des Zweigstellennetzes ausweichen.

schädigende Risikoentmischung gesehen. Schließlich wird befürchtet, dass sich die Kassen allein auf Risikoselektion verlegen, um Wettbewerbsvorteile zu erlangen, während sie – die eigentlich beabsichtigten – Managementanstrengungen unterlassen.

Das soll vermieden werden, und daher hat man den Risikostrukturausgleich als technischen Kern einer „solidarischen Wettbewerbsordnung" ersonnen. Dieser soll Solidarität sichern (bedarfsgerechte Versorgung zu einkommensproportionalen Beiträgen) und gleichzeitig Anreize zur Wirtschaftlichkeit schaffen. Die Grundidee ist: Wenn Solidarität bedeutet, dass die Beiträge reguliert (einkommensproportional) sein sollen, wenn aber gleichzeitig Wettbewerb risikoäquivalente Beiträge erforderlich macht, dann kann dieser Konflikt nur dadurch gelöst werden, dass die nachfrageseitig gezahlten solidarischen Beiträge aus Anbietersicht in risikoäquivalente Beiträge umgewandelt werden.

Im Prinzip lässt sich das dadurch verwirklichen, dass die Versicherten ihre Beiträge in einen einheitlichen (staatlich verwalteten) Topf einzahlen und aus diesem Topf risikoäquivalente Beiträge an die Krankenversicherungen weiterfließen. Die Schwierigkeit dieses Verfahrens liegt darin, wie die risikoäquivalenten Beiträge zu bemessen sind. Dazu müssen einheitliche Kriterien festgelegt werden, die Aufschluss über das Krankheitsrisiko der Versicherten geben. Beispiele sind das Alter, das Geschlecht oder Morbiditätskennzahlen. Für jede Kombination dieser Merkmale wird ein Ausgabenbedarf ermittelt, der anfällt, wenn ein Patient mit diesen Merkmalen wirtschaftlich versorgt wird. Die Zahlung, die eine Versicherung je Versichertem aus dem einheitlichen Topf erhält, richtet sich danach, welche Risikomerkmale bei dem betreffenden Versicherten vorliegen. Gelingt es diesem administrierten Verfahren, das Ausgabenrisiko der Versicherten perfekt abzubilden, so sind die bei regulierten Prämien schlechten Risiken aus Sicht der Kassen gar keine schlechten Risiken mehr. Die oben dargelegten Anreize zur Risikoselektion würden damit wegfallen. Gleichzeitig hätten nun aber die Kassen den Anreiz, mit den zugeteilten Mitteln möglichst wirtschaftlich umzugehen, um so Wettbewerbsvorteile zu erreichen. Da sie je Versichertem nur eine bestimmte (als wirtschaftlich erkannte) Zahlung erhalten, haben sie einen Anreiz, diese Ausgaben nicht zu überschreiten. Ein so konstruierter Risikostrukturausgleich würde also Risikoselektion vermeiden, aber gleichzeitig die Kassen anreizen, wirtschaftlich zu handeln.[111]

Damit lässt sich festhalten: Theoretisch erscheint der Risikostrukturausgleich als äußerst attraktives Instrument, das den Spagat zwischen Wettbewerb und Solidarität scheinbar mühelos bewältigt. Könnte man einen solchen perfekten Risikostrukturausgleich konstruieren, würde nichts gegen diese Reformoption sprechen.

Allerdings funktioniert dieses theoretisch einleuchtende Modell in der Praxis nur mit erheblichen Schwierigkeiten. Durch seine praktische Ausgestaltung wird der Risikostrukturausgleich – entgegen der erklärten Absicht – zum Ausgleich tatsächlicher Ausgaben: Die Kassen rechnen damit, dass ihnen historische Ausgaben erstattet werden. Sie haben deshalb keinen Anreiz, wirtschaftlich zu handeln. Der Risikostrukturausgleich wird zu einem „Finanzausgleich durch die Hintertür". Im deutschen Risikostrukturausgleich liegt dies vor allem an der Art und Weise, wie die Ausgleichszahlungen ermittelt werden. Wesentliche Größe ist dabei der Beitragsbedarf einer Kasse, der aus standardisierten Leistungsausgaben ermittelt wird. Ein Wirtschaft-

---

[111] Der deutsche Risikostrukturausgleich entspricht diesem Grundmodell nur vom Prinzip her. Faktisch gibt es keinen einheitlichen Topf, in den die Krankenkassen ihre Einnahmen auszahlen und aus dem sie dann quasi-risikoäquivalente Beiträge erhalten. Vielmehr werden Ausgleichszahlungen ermittelt und nur diese zwischen den Kassen geleistet. Als Risikomerkmale dienen im wesentlichen Alter und Geschlecht der Versicherten. Aktuelle Bestrebungen versuchen, den Risikostrukturausgleich auf wesentlich feinere Morbiditätskriterien zu gründen.

lichkeitsanreiz ergibt sich aber nur, wenn die Krankenkassen keinerlei Einfluss auf die Höhe dieser standardisierten Leistungsausgaben haben, wenn man also diese Normausgaben zweifelsfrei auf Basis der zugrundeliegenden Risikofaktoren bestimmen könnte. Tatsächlich aber werden historische Zahlungsströme zur Berechnung des Ausgleichsbedarfs verwendet. Hat eine Krankenkasse innerhalb einer Risikogruppe einen hohen Marktanteil, so hat sie auch Einfluss auf die standardisierten Leistungsausgaben. Die Folge ist, dass die tatsächlichen Leistungsausgaben dieser Kasse (zumindest teilweise) durch den Risikostrukturausgleich ausgeglichen werden. Wirtschaftlichkeitsanreize werden damit genommen. Das Problem steigert sich noch, wenn man feinere Risikokriterien heranzieht. Dann werden die Risikogruppen kleiner, und es ist leichter für Kassen, hohe Marktanteile zu erreichen. Ein weiteres Anreizproblem entsteht auf der Einnahmenseite. Da die Kassen damit rechnen können, dass sie über den Risikostrukturausgleich für alle Versicherten Einnahmen zugewiesen erhalten, ist es für sie nicht notwendig, auf eine sorgfältige Einnahmenerhebung zu achten. Eventuelle Fehler können ohne weiteres sozialisiert werden.[112]

Sind die Wirtschaftlichkeitsanreize aber beseitigt, dann wird der Risikostrukturausgleich vom technischen Kern der Wettbewerbsordnung zu einem Bestandsschutz für die aktuellen Kassenstrukturen. Unwirtschaftliche Kassen können ihre Ausgaben im aktuellen System zumindest teilweise sozialisieren. In einem solchen System sind weder Solidarität noch Wettbewerb ausreichend verwirklicht. Der Risikostrukturausgleich wird eher zum Wettbewerbshemmnis, als dass er Wirtschaftlichkeitsanreize

---

[112] Es sind noch weitere Kritikpunkte gegen Risikostrukturausgleichsverfahren anzuführen. Beispielsweise nimmt die Art und Weise wie der RSA gestaltet wird auch Einfluß auf das Leistungsgeschehen. Eigentlich sollte der RSA neutral gegenüber dem Leistungsgeschehen sein, um einen Wettbewerb als Entdeckungsverfahren zu gewährleisten.

setzen kann. Solidarität degeneriert zur reinen Anbietersolidarität: Bestehende Strukturen sollen geschützt werden. Damit ist deutlich geworden: Dieser Ansatz ist nicht geeignet, den Spagat zwischen Wettbewerb (Effizienz) und Solidarität (Basisversorgung für alle) zu schaffen. Diesem System gelingt es nicht, Effizienz sicherzustellen. Solidarität wird zwar nominell gewährleistet, aber wegen mangelnder Systemeffizienz auf sehr geringem Niveau.

b)   Aktuarische Prämien und Versicherungsentgelt
Will man ein Gegenmodell entwickeln, so ist es notwendig, sich vom aktuellen System zu lösen. Insbesondere muss die Frage erlaubt sein, ob denn Solidarität tatsächlich innerhalb der Gesetzlichen Krankenversicherung verwirklicht werden muss und ob rein einkommensabhängige Beiträge wirklich ein Ausdruck der Solidarität mit den Schwächsten sind. Es wurde oben bereits aufgezeigt, dass die Verteilungswirkungen des aktuellen Systems höchst ungewiss sind. Damit sind keine gesicherten Aussagen darüber möglich, ob die mit Hilfe der Gesetzlichen Krankenversicherung angestrebten Verteilungseffekte (z.B. von Einkommensstarken zu Einkommensschwachen oder von Jung zu Alt) tatsächlich erreicht werden oder nicht. Vielmehr ist zweifelhaft, ob tatsächlich eine Umverteilung von wirtschaftlich starken zu wirtschaftlich schwachen Personen erreicht wird. Dagegen spricht schon, dass es einkommensstarken Personen erlaubt wird, die Gesetzliche Krankenversicherung zu verlassen.

Soll aber wirksam zugunsten einkommensschwacher Personen umverteilt werden, so ist dies nur möglich, wenn man die Umverteilungsaufgaben ins allgemeine staatliche Budget verlagert und die Aufgaben Versicherung und Umverteilung klar voneinander trennt.[113] In einem solchen System müsste der Gesetzgeber zunächst eine allgemeine Versicherungspflicht für alle Bürger erlassen. Diese Versicherungspflicht bezöge sich auf den Regelleistungskatalog. Wie die Versicherten dieser Pflicht nachkommen, ist ihren eigenen Vorstellungen überlassen. Im Gegensatz zum Modell einer Versicherung mit einkommensabhängigen Beiträgen und Risikostrukturausgleich wird also nicht vorgeschrieben, wie der Versicherungsvertrag auszugestalten ist.

Ein weiterer bedeutender Unterschied zum aktuellen System liegt darin, dass die Versicherungspflicht für alle Bürger gilt, und nicht nur für den Teil, dessen Einkommen unterhalb einer bestimmten Versicherungspflichtgrenze liegt. Damit sind auch diejenigen Bürger in die solidarische Grundsicherung einbezogen, die bisher in der Privaten Krankenversicherung versichert waren. Die Unterscheidung zwischen Gesetzlicher Krankenversicherung und Privater Krankenversicherung wird damit bedeutungslos. Da die Verträge aber unter Wettbewerbsbedingungen zustande kommen, werden sie dem Äquivalenzprinzip entsprechen. Die versicherungspflichtigen Bürger müssen also aktuarisch kalkulierte Prämien zahlen, die ihrem individuellen Risiko entsprechen.

Dabei ist es nicht notwendig, Verträge zu Einheitskonditionen zu fordern. Damit ein Vertrag die Grundsicherungsfunktion erfüllt, muss er lediglich gewährleisten, dass dem jeweiligen Versicherten Leistungen aus dem Regelleistungskatalog bei Bedarf finanziert werden. Darüber hinaus können die Vertragspartner ihr Versicherungsverhältnis frei gestalten. Beispielsweise muss ein Grundsicherungsvertrag nicht notwendigerweise zum Inhalt haben, dass diese Leistungen von jedem beliebigen Arzt erbracht werden können. Vielmehr wäre denkbar, dass sich ein

---

113 Vgl. dazu z.B. *Sachverständigenrat zur Begutachtung der gesamtwirtschaftlichen Entwicklung* (2000), S. 245f. oder *Monopolkommission* (1998), S. 338.

Versicherter im Rahmen seines Grundleistungsvertrags bei einem Managed care-System einschreibt, das unter dem Management seiner Versicherung steht.[114] Um das Inanspruchnahmeverhalten des Versicherten besser koordinieren und kontrollieren zu können, könnte dieses Managed care-System den Patienten verpflichten, bei Neuerkrankungen immer einen bestimmten Arzt zu kontaktieren und die weitere Behandlung in Absprache mit diesem Arzt vornehmen zu lassen. Die Wirtschaftlichkeitsvorteile, die auf diese Weise erzielt werden, könnten an den Versicherten in Form günstigerer Prämien weitergegeben werden. Es können aber auch Bonuszahlungen bei Nicht-Inanspruchnahme von Leistungen getestet werden. Entscheidend ist: Den Beteiligten wird der Freiraum gelassen, Anreiz- und Managementstrukturen einzusetzen, die geeignet sind, die spezifischen Probleme von Versicherungsverträgen (insbesondere Moral hazard) zu lösen. Allerdings können die Vertragspartner nicht willkürlich darüber entscheiden, ob sie solche Instrumente einsetzen oder nicht. Vielmehr stehen sie unter dem Druck des Wettbewerbs und sind daher gezwungen, dies zu tun. Dieses System läuft also darauf hinaus, die Potentiale des Wettbewerbs als Entdeckungsverfahren zu nutzen. Konkret sollen hier Verfahren zur effizienten Absicherung von Grundleistungen entdeckt werden.

Damit dies geschehen kann, sind einige institutionelle Voraussetzungen zu erfüllen. Zuallererst ist die jetzige Zwangsversicherung von unselbständig erwerbstätigen Bürgern mit einem Einkommen unterhalb der Versicherungspflichtgrenze in eine allgemeine Versicherungspflicht für einen klar definierten Grundleistungskatalog umzuwandeln. Es besteht dann auch keine Notwendigkeit mehr, dass diese Grundabsicherung nur noch von Gesetzlichen Krankenkassen erbracht wird. Um einen intensiven Wettbewerb zu ermöglichen, sollte dieser Markt für

---

114 Dieses System wird weiter unten genauer erläutert.

die Unternehmen der Privaten Krankenversicherung (und andere Versicherungsunternehmen) geöffnet werden. Im Gegenzug muss es den bisherigen Gesetzlichen Krankenkassen aber auch erlaubt sein, freiwillige Zusatzversicherungen anzubieten.

Um einen intensiven Versicherungswettbewerb anzustoßen, reicht es nicht aus, die Märkte zu öffnen. Parallel dazu müssen sowohl das Versicherungs- als auch das Versorgungsvertragsrecht liberalisiert werden.[115] Oder anders gesagt: Den Krankenversicherungen müssen die Aktionsparameter an die Hand gegeben werden, die sie als innovativ gestaltende Unternehmer brauchen, um am Markt bestehen zu können. Die Möglichkeit, neue Formen von Versicherungsverträgen anzubieten, gehört dazu genauso wie die Möglichkeit der Einflussnahme aufs Leistungsgeschehen. Wettbewerb zwischen Versicherungen wird intensiviert, wenn die Versicherten ohne Probleme – also insbesondere ohne Kosten – zwischen ihren Versicherungen wechseln können. Um weitgehend konstante Beiträge anbieten zu können, werden die aktuarisch kalkulierenden Unternehmen in der Regel Altersrückstellungen für ihre Versicherten bilden. Diese werden im Alter verwendet, um trotz gestiegener Aufwendungen die Beiträge konstant halten zu können. Ein intensiver Wettbewerb macht es erforderlich, dass diese Altersrückstellungen bei einem Versicherungswechsel mitgegeben werden. Wäre dies nicht der Fall, dann müsste ein Versicherter bei einem Wechsel von neuem mit dem Aufbau solcher Rückstellungen beginnen. Der Wechsel wäre dann mit erheblichen Kosten belastet.[116]

Wie angedeutet sollen die Krankenversicherungen nicht mit Umverteilungsaufgaben belastet werden. Umverteilung ist

---

115 Die Liberalisierung des Versorgungsvertragsrecht wird in Abschnitt 4 dieses Kapitels betrachtet.

116 Daran krankt auch derzeit das PKV-System. Altersrückstellungen werden nicht mitgegeben, so dass ein Wechsel unattraktiv ist. Wettbewerb findet in der Privaten Krankenversicherung daher nur um den Abschluss neuer Verträge statt.

allein Aufgabe des Steuer- und Transfersystems. Es muss konsequent eingesetzt werden, um es Bedürftigen zu ermöglichen, sich gegen Krankheitsrisiken ausreichend abzusichern. Darüber hinaus sind auch die familienpolitischen Aufgaben, die der Gesetzlichen Krankenversicherung derzeit aufgebürdet werden (insbesondere beitragsfreie Mitversicherung von Familienangehörigen), mit Hilfe des Steuer- und Transfersystems wahrzunehmen.

Gelöst werden kann dies mit Hilfe eines sogenannten Versicherungsgeldes.[117] Ein Versicherungsgeld ist ein staatlicher Transfermechanismus, der vermeiden soll, dass bestimmte Personen durch die am Markt geforderten aktuarischen Prämien für ihre Regelabsicherung überfordert werden. Dazu muss zunächst operational definiert werden, was unter „Überforderung" zu verstehen ist. Wie bei der Bestimmung des Regelleistungskatalogs fehlen auch hier objektive Kriterien, um Überforderung zweifelsfrei festzulegen. Es muss daher auch in diesem Fall politisch entschieden werden, wann jemand mit seinen Krankenkassenbeiträgen überfordert ist und daher solidarischer Hilfe bedarf. Dazu muss ein Anteil des Einkommens festgelegt werden, den der Einzelne jährlich für die Absicherung von Grundleistungen aufwenden kann. Sinnvollerweise bietet sich ein Anteil an, der unterhalb des jetzigen GKV-Beitrags liegt, z.B. 10 Prozent des Bruttoeinkommens.

Immer dann, wenn der aktuarische Beitrag zur Grundversicherung über diesem zumutbaren Eigenanteil liegt, wird die Differenz zwischen aktuarischer Prämie und Eigenanteil vom Staat mit Hilfe des Versicherungsgeldes übernommen. Die potentiell Begünstigten einer solchen Regelung sind Personen, die aufgrund eines hohen Risikoprofils auch hohe Beiträge zur

---

117 Vgl. zum folgenden insbesondere *Ruckdäschel* (2000), S. 181ff. Vgl. zur Trennung von Versicherung und Umverteilung auch *Breyer* und *Haufler* (2000), S. 445ff., wobei der dort geäußerte Vorschlag weniger weitgehend ist.

Grundsicherung zahlen müssen (insbesondere chronisch Kranke) oder Menschen mit geringem Einkommen. Ein effektiver Solidarausgleich mit Hilfe der Versicherungsgeldlösung ist also möglich. Zudem handelt es sich bei dieser Hilfe um eine sogenannte Subjektförderung.[118] Eine solche Form der Förderung hat den Vorteil, dass die Entscheidungsfreiheit der Geförderten gewahrt bleibt. Sie können weiterhin eigenverantwortlich darüber entscheiden, wer ihren Grundversicherungsschutz übernehmen soll. Oder anders ausgedrückt: Der Marktmechanismus bleibt intakt, nur die individuellen Voraussetzungen einzelner Personen, am Markt teilnehmen zu können, werden verändert. Damit wird der Wettbewerb als Entdeckungsverfahren für effiziente und innovative Lösungen nicht behindert (das wäre bei einer Objektförderung, die mit der Förderung bestimmte Versicherungsformen verbinden würde, der Fall). Eine Einschränkung ist hier allerdings zu machen: Es dürfen keine Versicherungsverträge mit zu hohen Selbstbehalten abgeschlossen werden. Denn zu hohe Selbstbehalte bringen die Gefahr mit sich, dass der Betroffene bei Eintreten des Versicherungsfalls überfordert ist, obwohl seine Beiträge durch Versicherungsgeld gefördert worden sind.

Als Vorteil einer Versicherungsgeldlösung ist es schließlich zu sehen, dass alle Bürger – soweit sie Steuern zahlen – an den Solidaraufgaben beteiligt werden. Das entspricht eher einem allgemeinen Gerechtigkeitsverständnis als die jetzige Situation, in der bestimmten Einkommensgruppen die Möglichkeit eingeräumt wird, sich dieser Solidaraufgaben zu entziehen. Darüber hinaus erhöht eine Versicherungsgeldlösung die Transparenz der Sozialpolitik. Es muss ständig die Frage gestellt werden, in welcher Höhe sich die Gesellschaft Solidarität leisten will. Das erschwert es, bestimmte Gruppen mit Wahlgeschenken zu bedienen.

---

118 Vgl. dazu *Breyer* (2001).

Eine effektive Umverteilung wäre mit diesem System sichergestellt. Wird aber auch eine effiziente Versorgung erreicht? Werden die Anreizprobleme des Gesundheitswesens beseitigt oder abgemildert? Auch in dieser Hinsicht bietet das hier vorgeschlagene Reformmodell Vorteile gegenüber dem aktuellen System: Die Versicherungen nehmen eine wesentlich aktivere Rolle als im jetzigen System ein; sie sind aber gleichzeitig den disziplinierenden Kräften des Wettbewerbs ausgesetzt. Die aktivere Rolle ermöglicht es ihnen, auf das Verhalten der Leistungserbringer einzuwirken. Sie werden versuchen, die Leistungserbringer so mit Anreizen zu versorgen, dass diese den Unternehmenszielen der Versicherungen dienen. Diese bestehen darin, im Wettbewerb zu überleben bzw. besser zu sein als die Konkurrenz. Das gelingt aber nur, wenn sich die Versicherungen an den Kunden/Versicherten orientieren. Diesen müssen sie ein angemessenes Preis-Leistungs-Verhältnis bieten, also eine bestimmte im Versicherungsvertrag vereinbarte Qualität zu angemessenen Preisen, und das werden die Versicherungen wiederum nur in enger Kooperation mit den Leistungserbringern anbieten können. Damit folgt aus dem Wettbewerb der Versicherungen, dass sowohl die Versicherungen als auch die Leistungserbringer ein erhöhtes Interesse daran haben, sich am Patienten zu orientieren.

Im Rahmen einer solchen Neuordnung wird auch die Anreizsituation der Patienten verändert. Ihnen wird nicht mehr der Eindruck vermittelt, sie könnten Leistungen zum Nulltarif in Anspruch nehmen. Im Bereich der freiwilligen Zusatzleistungen sorgen entsprechende Regelungen (z.B. Selbstbeteiligungen) für Ausgabebewusstsein. Übersteigerte Inanspruchnahme werden die Versicherten hier sofort in Form von höheren Beiträgen zu spüren bekommen. Im solidarisch finanzierten Grundversorgungsbereich gilt eine ähnliche Situation, wenn der Beitrag des jeweiligen Versicherten unterhalb der Überforderungsgrenze liegt. Dann kann er durch Wahl von Versicherungsverträgen und darin enthaltenen Vereinbarungen über sein Verhalten (z.B.

Prävention) seine Belastung weitgehend selbst steuern. Anders ist die Anreizsituation aber, wenn er die Überforderungsgrenze überschreitet. Dann hat er wiederum starke Anreize, seine Nachfrage auszuweiten.

Damit zeigt sich: Das vorgeschlagene Versicherungssystem kann den Spagat zwischen Wettbewerb und Solidarität wesentlich besser bewältigen als ein System mit einkommensabhängigen Beiträgen und Risikostrukturausgleich. Allerdings gelingt es auch diesem System nicht, Wettbewerb und Solidarität perfekt zu verknüpfen. Effizienzverluste sind vor allem dann zu erwarten, wenn die Beiträge eines Versicherten die Überforderungsgrenze überschreiten. Allerdings wird der Großteil der Versicherungsverträge und die damit gekoppelte Leistungsinanspruchnahme einem intensiven Wettbewerb unterworfen. Und dafür gilt die Erfahrung, dass Wettbewerb eine soziale Veranstaltung ist, mit der die Wohlfahrt aller Beteiligten erhöht wird. Konkret heißt dies: Aufgrund der Tatsache, dass in einem solchen System Regelleistungen effizient abgesichert und erbracht werden, wird dieser Regelleistungsbereich wesentlich weniger (finanzielle) Ressourcen in Anspruch nehmen als die Gesetzliche Krankenversicherung. Das wird dazu führen, dass nur ein geringer Teil der Versicherten (Extremrisiken) das angestrebte Versicherungsgeld in Anspruch nehmen wird. Die zusätzlichen Steuerbelastungen (schätzungsweise 25 bis 30 Mrd. Euro), die daraus erwachsen, werden sich also in Grenzen halten und sich zudem auf eine breite Basis verteilen. Insgesamt ist damit zu erwarten, dass mehr finanzieller Spielraum für individuelle Konsumentscheidungen besteht. Es steht dem Einzelnen frei, wie er diesen Spielraum nutzt, ob er dies tut, um zusätzliche Gesundheitsdienstleistungen einzukaufen (bzw. mit Zusatzversicherungen abzusichern) oder ob er seinen Bedarf an zusätzlichen Konsumgütern deckt. Betrachtet man, wie sich aktuell die Nachfrage nach Gesundheitsleistungen entwickelt und wodurch diese Entwicklung verursacht wird (Alterung, technischer Fortschritt, gestiegenes Gesundheitsbewusstsein), dann lässt sich prognostizieren, dass viele Menschen bereit sein werden, sich zusätzlich mit Gesundheitsdienstleistungen zu versorgen.

3.3 Einige organisatorische Konsequenzen

Das vorgeschlagene Reformmodell stellt im Vergleich zum aktuellen System einen fundamentalen Wechsel dar, der nicht ohne weiteres durchführbar ist. Um dieses System vollständig einzuführen, müssen schrittweise die organisatorischen Voraussetzungen geschaffen werden. Entscheidet man sich für dieses Reformvorhaben, dann wären sowohl ein endgültiger Einführungszeitpunkt festzulegen als auch genau definierte Schritte auf diesem Weg zur endgültigen Systemeinführung. Die Frist bis zur endgültigen Einführung müsste hinreichend lange sein, um den Versicherungsunternehmen Zeit zu geben, sich an die neuen Gegebenheiten anzupassen. Gleichzeitig muss auch den Leistungsanbietern Zeit zum Reagieren eingeräumt werden.

Zuallererst müssen Regelleistungen von Wahlleistungen abgegrenzt werden. Das muss im Rahmen eines demokratisch legitimierten Verfahrens geschehen; die oben genannten Kriterien können als Hilfestellung herangezogen werden. Um es den Systemakteuren zu erleichtern, sich umzustellen, kann der Katalog schon dann angewendet werden, wenn das aktuelle Versicherungssystem noch in Kraft ist. Von diesem Zeitpunkt an müsste auch eine Wettbewerbsordnung eingerichtet sein, die das Angebot von Zusatzversicherungen regelt. Die Einführung des vollständigen Versicherungswettbewerbs im Grundleistungsbereich (gekoppelt mit einer Versicherungsgeldlösung) muss den letzten Schritt beim Übergang zum neuen System bilden. Bis dahin sollte eine weitgehende Konvergenz zwischen Privater und Gesetzlicher Krankenversicherung hergestellt werden. Dazu sollte neben dem Sachleistungsprinzip der Gesetzlichen Krankenversicherung auch das Kostenerstattungsprinzip zugelassen werden. Diese Maßnahme erhöht gleichzeitig die Transparenz innerhalb des Versicherungssystems. Der wichtigste Beitrag, um PKV und GKV schrittweise gegeneinander konvergieren zu lassen, besteht aber darin, die Gesetzliche Krankenversicherung sukzessive von ihren Solidaraufgaben zu entflechten und diese ins Steuersystem zu verlagern. Der Risikostrukturausgleich, der im aktuellen System Solidarität verwirklichen soll, ist hingegen schrittweise abzuschaffen.

Im Rahmen des Systemwechsels müssen außerdem die Arbeitnehmer zu den alleinigen Beitragszahlern werden. Die Beiträge zur Gesetzlichen Krankenversicherung werden derzeit jeweils hälftig von Arbeitgebern und Arbeitnehmern bezahlt, aber vom Arbeitnehmer letztlich getragen. Dieses Prinzip verknüpft den Arbeitsmarkt und das Sozialversicherungssystem in unglückseliger Weise miteinander. Zudem verschleiert dieses Prinzip aus Sicht der Beitragszahler die wahre Höhe ihrer Zahlungen an die Krankenversicherung. Das hat zur Folge, dass für sie der Krankenkassenbeitrag nur teilweise entscheidungsrelevant wird. Um beide Probleme zu lösen, empfiehlt es sich, den Arbeitgeberanteil abzuschaffen.[119] Die Versicherten müssten dann alle Beiträge zu Krankenversicherungen vollständig aus ihrem eigenen Einkommen tragen. Eigendynamische Lohnkostenerhöhungen und verzerrte Entscheidungen über die Mitgliedschaft bei Krankenkassen würden auf diese Weise vermieden. Dieser Vorschlag wird allerdings Widerstände hervorrufen. Es wird vermutlich behauptet, dass auf diese Weise die Arbeitnehmer schlechter gestellt werden. Um dies zu vermeiden, sollte dieser Reformschritt kostenneutral erfolgen: Jeder Arbeitgeber sollte zum Umstellungszeitpunkt den bisherigen Beitrag zur Krankenversicherung dem Gehalt zuschlagen. Um keine unerwünschten Steuerungswirkungen hervorzurufen, sollte statt des tatsächlichen bisherigen Arbeitgeberanteils ein auf dem durchschnittlichen Beitragssatz basierender Beitrag verwendet werden.

---

119 Vgl. zum Folgenden *Oberender* und *Fibelkorn-Bechert* (1997), S. 78f.

Ansonsten besteht für die Arbeitnehmer der Anreiz, vor der Umstellung kurzfristig zu einer Kasse mit hohen Beitragssätzen zu wechseln. Um Neutralität sicherzustellen, wäre das Steuerrecht entsprechend zu ändern. Dabei ist zu vermeiden, dass der ausgezahlte Arbeitgeberbeitrag besteuert wird und die Arbeitnehmer so schlechter gestellt werden. Zusätzlich ist der Krankenkassenbeitrag vom Lohneinkommen zu entkoppeln. Im Reformsystem ist die Versicherungsprämie aus dem Gesamteinkommen einer Person zu begleichen. Das bedeutet: Das Überforderungskriterium bezieht sich nicht auf das Lohneinkommen einer Person, sondern auf ihr Gesamteinkommen.

Gleichzeitig muss den Leistungsanbietern Spielraum gegeben werden, sich neu zu formieren. Das lässt sich am besten verwirklichen, indem man die schon bestehenden Möglichkeiten, neue Versorgungsformen außerhalb des Kollektivvertragssystems aufzubauen, erheblich ausweitet. Gleichzeitig sollten die Aktionsparameter der Kassen erweitert werden, damit sie Wettbewerbsvorteile generieren können. Der Vorteil einer solchen Vorgehensweise liegt darin, dass voll ausgebaute Versorgungsstrukturen bestehen, wenn das neue System endgültig eingeführt wird.

4. Neugestaltung der Angebotsseite

Die hier favorisierte Reform des Versicherungsverhältnisses betrifft notwendigerweise auch die Angebotsseite. Um ein geschlossenes aufeinander abgestimmtes System zu schaffen (also ein System ohne Steuerungschaos und -widersprüche), müssen nicht nur die Versicherungsverträge, sondern auch die Behandlungs- und Versorgungsverträge liberalisiert werden. Die Versicherungen werden diese Freiräume nutzen, um sich mit innovativen Angeboten im Wettbewerb zu profilieren. Das setzt auch die Leistungserbringer unter Druck, ihr Verhalten sowie ihr Verhältnis zu Versicherungen und Patienten zu überdenken.

Welche Abläufe hier zu erwarten sind, und welche reformerische Schützenhilfe dabei noch geleistet werden muss, wird im Folgenden dargelegt. Mögliche neue Angebotsstrukturen werden dabei genauso präsentiert wie der notwendige institutionelle Rahmen – jenseits vom zur Zeit prägenden Korporatismus und Dirigismus. Allerdings sei nochmals darauf hingewiesen, dass es hier nicht Ziel sein kann, Patentlösungen im Sinne einer für alle gleichermaßen optimalen Angebotsstruktur zu präsentieren. Das würde der oben vorgestellten Reformstrategie eklatant widersprechen. Ziel von Reformen muss es vielmehr sein, Experimente mit neuen Versorgungsformen anzuregen und die starren Strukturen des Gesundheitswesens aufzubrechen. Den Anbietern müssen Anreize gesetzt werden, sparsam mit Ressourcen umzugehen und Versorgungsstrukturen zu entwickeln, die den Bedürfnissen der Nachfrager (Patienten) entsprechen. Effizienz und Anpassungsfähigkeit des Systems steigern sich dadurch.

4.1 Die Anbieter in liberalisierten Vertragsbeziehungen

Werden die Versicherungsverhältnisse neu gestaltet, so wird dies die Versicherten für die Opportunitätskosten ihres Inanspruchnahmeverhaltens sensibilisieren. Sie werden kritischer nach Qualität und Notwendigkeit einer bestimmten Maßnahme fragen. Angebotsinduzierte Nachfrage ist auf diese Weise nicht mehr ohne weiteres möglich. Neben den Versicherten selber werden auch die Versicherungen ihre Rolle als Kontrollinstanzen der Leistungsanbieter verändern. Die Versicherungen werden dazu übergehen, mit dem Versicherungsangebot ein bestimmtes Leistungsangebot zu koppeln, und versuchen, auf dieses Angebot im Sinne ihrer Unternehmensziele einzuwirken. Die Grenzen zwischen Leistungserbringern und Versicherungen würden auf diese Weise immer mehr verschwimmen. Beide Parteien stehen im Wettbewerb um Versicherte und Patienten. Sie sind daher dem Zwang unterworfen, ihr Angebot gemeinsam auf die Versicherten auszurichten. Um ihre Vertragsbeziehung auf dieses Ziel hin auszurichten, benötigen sie Managementinstrumente und ein Versorgungsmodell.

Wie solche Versorgungsformen in einem dezentralisierten Gesundheitswesen aussehen könnten, wird seit einiger Zeit unter der Überschrift „Managed care" diskutiert.[120] Managed care ist ein Oberbegriff für eine Vielzahl von Versorgungsstrukturen. Gemeinsam ist diesen Versorgungsmodellen, dass Leistungserbringer und Versicherer nicht mehr derart strikt getrennt sind wie im deutschen Gesundheitswesen. In der Realität hat sich insbesondere in den USA unter dem Oberbegriff Managed care eine Vielzahl von Organisationsformen herausgebildet, die zum Teil stark unterschiedliche Schwerpunkte aufweisen. Wenn hier der Managed care-Gedanke angeführt wird, dann soll keinesfalls für eine dieser konkreten Organisationsformen Stellung bezogen werden.[121] Wohl aber soll damit zum Ausdruck gebracht werden, dass im deutschen Gesundheitswesen wesentlich offenere und flexiblere Vertragsstrukturen notwendig sind als bisher.

---

120 Vgl. insbesondere *Oberender* und *Ecker* (1997) sowie die Beiträge in dem Sammelband von *Arnold et. al.* (1997).

121 Solche Forderungen werden in der Gesundheitspolitik aber durchaus vertreten. So werden derzeit die in Kapitel IV.1 bereits erwähnten Disease management-Programme (die als ein Element von Managed care angesehen werden können) sehr stark als Gestaltungsoptionen für das gesamte Gesundheitswesen propagiert. Das ist mit dem hier vertretenen Reformansatz nicht vereinbar, da ein solches Vorgehen das Gesundheitssystem zu stark vorstrukturieren würde. Damit soll nicht die medizinische Wirksamkeit des Disease management-Instruments an sich angezweifelt werden. Ob es sich aber um ein sinnvolles Instrument handelt, das auch Patientennutzen schafft, muss sich aber dem hier gewählten Ansatz zufolge in einem dezentralen Wettbewerb der Versorgungssystem erweisen. Die Entscheidung, ob Disease management eingesetzt wird oder nicht, sollte also der einzelnen Versicherung oder dem einzelnen Leistungserbringerverbund überlassen bleiben.

Genauso wie neue Formen von Versicherungsverträgen zugelassen werden, so sollen auch Versorgungs- und Behandlungsverträge für Instrumente geöffnet werden, die den Beteiligten die erforderlichen Anreize geben.

Versorgungsstrukturen, die mit dem Begriff Managed care belegt werden, haben zum Ziel, Versorgungsleistungen möglichst wirtschaftlich zu erbringen. Die Qualität der Leistungen soll dabei erhalten oder sogar gesteigert werden. Zu diesem Zweck beschäftigen Krankenversicherungen Leistungserbringer entweder selbst oder schließen mit ihnen direkte Verträge ab. In diesen Verträgen wird der Einsatz so genannter Managed care-Instrumente vereinbart. Darunter fallen z.B. das Honorierungssystem, Ansätze der Qualitätssicherung oder ein vorstrukturiertes Leistungsangebot.

Einige Beispiele seien genannt: Das Honorierungssystem hat – wie oben dargelegt wurde – wesentlichen Einfluss darauf, was und in welcher Menge Ärzte verordnen. Sollen Wirtschaftlichkeit und Qualität erreicht werden, muss zuerst hier angesetzt werden. Die Einzelleistungsvergütung hat sich hier als kontraproduktiv erwiesen. Man wird daher auf pauschale Vergütungsformen umsteigen. Wichtig ist dabei, dass Anreize vermieden werden, teure Behandlungen auf andere Träger zu verschieben.

Maßnahmen der Qualitätssicherung beziehen sich auf Strukturqualität, Prozessqualität und Ergebnisqualität. Hier existiert ein breit angelegtes Instrumentarium, das von Zweitdiagnosen bis hin zu Verhaltensrichtlinien für Ärzte reicht. Im Rahmen von Qualitätssicherungssystemen wird der Versorgungsprozess ständig überprüft und an vorab definierte Anforderungen angepasst, wenn er davon abweicht. Solche Instrumente machen es häufig notwendig, dass die Entscheidungsfreiheit des Arztes eingeschränkt wird. Er muss sich beispielsweise an vereinbarte Verhaltensrichtlinien halten.

Das Leistungsangebot kann vorstrukturiert werden, indem ein Primärarztsystem eingerichtet wird. In einem solchen System ist der Zugang zur medizinischen Versorgung nur über einen vom Versicherten gewählten Arzt möglich. Dieser übernimmt die Aufsicht im gesamten Behandlungsprozess und entscheidet über die Weiterbehandlung (z.B. Überweisung an Spezialisten). Darüber hinaus können auch so genannte Case Manager zum Einsatz kommen, die einzelne Versorgungsschritte für die Patienten koordinieren sollen. Eine Vorstrukturierung des Leistungsangebots ist auch durch die Verpflichtung der Patienten zur Prävention möglich.

Es muss nochmals betont werden, dass eine Gesundheitsreform im hier favorisierten Sinne nicht darin bestehen kann, den verpflichtenden Einsatz dieser Instrumente vorzuschreiben. Vielmehr besteht der entscheidende Schritt darin, Versicherten, Versicherungen und Leistungserbringern die Nutzung dieser Managementinstrumente individuell zu gestatten und die Versicherungs-, Versorgungs- und Behandlungsverträge daran anzupassen. Das erfordert weitreichende rechtliche Änderungen. Versicherungen muss das Recht zum freien Aktionsparametereinsatz eingeräumt werden. Das gilt sowohl für den Versicherungs- als auch für den Versorgungsvertrag. Beispielsweise müssen Versicherungen Patienten, die freiwillig ein Primärarztsystem wählen, günstigere Tarife anbieten können als Versicherten, die weiterhin freie Arztwahl ausüben möchten. Gleichzeitig ist es der Versicherung unmöglich, das Primärarztsystem durchzusetzen, wenn sie Versorgungsverträge nach dem Prinzip „gemeinsam und einheitlich" abschließen muss. Selektives Kontrahieren mit einzelnen Leistungserbringern ist daher eine notwendige Reformvoraussetzung. Gleichzeitig müssen die Schranken zwischen den Sektoren abgebaut werden. Denn nur integrierte Versorgung lässt die Potentiale der genannten Managementansätze vollständig zur Geltung kommen. Schließlich muss es auch möglich sein, die Entscheidungsfreiheit von Ärzten und Patienten – mit Einwilligung der Betroffenen – einzuschränken.

Ein Beispiel für eine solche moderne Angebotsstruktur sei im Folgenden vorgestellt: Es handelt sich um einen Ansatz der integrierten Versorgung auf Grundlage des Netzgedankens.

Dabei agieren Leistungserbringer – niedergelassene Ärzte, Krankenhäuser, Apotheker und andere – nicht mehr als „Einzelkämpfer" am Gesundheitsmarkt, sondern schließen sich bewusst zusammen und stimmen ihr Angebot aufeinander ab. Der entscheidende Vorteil solcher Netze besteht darin, dass die sektorale Trennung aufgehoben ist und statt dessen eine ganzheitliche Gesundheitsversorgung angeboten wird. Ein solches Modell könnte folgendermaßen aussehen: Ein Versorgungsnetz besteht aus einem Krankenhaus, verschiedenen niedergelassenen Ärzten (Allgemein- und Fachärzten), Apothekern, Pflegeeinrichtungen und Fachhändlern. Das Netz wird sich in der Regel aus Praktikabilitätsgründen regional abgrenzen. Im Zentrum des Netzes könnte das jeweilige Krankenhaus stehen. Eine Krankenversicherung kann mit diesem Versorgungsverbund einen Vertrag abschließen, der es ihren Versicherten gestattet, sich von diesem Netz medizinisch betreuen zu lassen. Das kann dadurch geschehen, dass sich der Patient in das Netz einschreibt und damit auf die Inanspruchnahme anderer Leistungserbringer verzichtet. Das Netz erhält dafür von der Krankenkasse eine jährliche Pauschale, für die es die vollständige medizinische Versorgung des Patienten sicherzustellen hat. Netzintern stehen den Leistungserbringern eine ganze Reihe von Managementinstrumenten zur Verfügung, mit denen sie die medizinische Versorgung optimieren und dadurch ihr Einkommen erhöhen können (Ansätze der Qualitätssicherung und -kontrolle, Case oder Disease management und ähnliches).

Die bisher vorherrschende Form der Einzelpraxis ohne systematische Kommunikations- bzw. Kooperationsbeziehungen mit anderen Leistungserbringern leidet darunter, dass Ärzte ihre Behandlungsweisen kaum mit Kollegen absprechen oder auf den neuesten Stand bringen können. Eine kritische Diskussion der Therapieansätze findet kaum statt. In einem Netz ist dies anders. Institutionalisierte Kommunikations-, Kooperations- und Kontrollstrukturen sorgen dort dafür, dass die Leistungserbringer die Behandlungen eng aufeinander abstimmen, wechselseitige Verbesserungsvorschläge machen und versuchen, in gemeinsamen Anstrengungen den neuesten Stand des medizinischen Wissens zu rezipieren (Beispiele sind Qualitätszirkel oder das Einholen von Zweitmeinungen). Gleichzeitig sind die monetären Anreize (durch interne Vereinbarung) so zu setzen, dass die Leistungserbringer für adäquate Leistung auch ein angemessenes Honorar erhalten, was durch oben genannte Managementinstrumente noch optimiert werden kann. Das bisherige System zersplitterter Einzelleistungen wird durch einen abgestimmten Behandlungsprozess ersetzt, der sowohl nach Qualitäts- als auch nach Effizienzgesichtspunkten das aktuell verwirklichte System übertrifft.

Für die Versicherten ist diese „Einheit der Versorgung" ein zentraler Gesichtspunkt, sich einem Netz anzuschließen und dafür teilweise Wahlfreiheit bei der Entscheidung über die Inanspruchnahme von Leistungen aufzugeben. Doppeluntersuchungen, überflüssige Arztwechsel und gesundheitliche Schäden durch nicht abgestimmte Therapien werden auf diese Weise vermieden. Zudem erhalten die Versicherten eine Garantie auf eine angemessene Versorgungsqualität. Die Krankenkassen können den Wirtschaftlichkeitsvorteil dieser Versorgungsformen in Form von Boni weitergeben und so einen weiteren Anreiz zur Einschreibung in Netze schaffen.

Die Öffnung der bestehenden Vertragsstrukturen bietet die Chance, bestehende Steuerungsdefizite zu überwinden. Die Vielfalt der Instrumente erhöht gleichzeitig die Wahlfreiheit für die Patienten. Der Wettbewerb der Krankenversicherungen um Versicherte schafft dabei den notwendigen Anreiz, diese Möglichkeiten auch aktiv zu nutzen. Häufig wird in diesem Zusammenhang befürchtet, dass es zu einer Qualitätsverschlechterung in der Gesundheitsversorgung kommen werde. Das ist aber nicht zu erwarten, denn aufgrund des Wettbewerbs der verschiedenen Gesundheitsversorgungsmodelle haben die Versicherten die Möglichkeit der Abwanderung. Für die Anbieter besteht damit der Zwang, ein für die Versicherten günstiges Preis-Leistungs-

Verhältnis anzubieten. Die Anbieter werden also durch den Wettbewerb diszipliniert.

4.2 Selektives Kontrahieren und die Zukunft des Korporatismus

Ein zentrales Element der hier favorisierten Angebotsstrukturen ist es, selektives Kontrahieren zuzulassen. Ärzte und andere Leistungserbringer sollen individuelle Verträge mit Krankenversicherungen schließen können – ohne dass Verbände wie die Kassenärztliche Vereinigung zwangsweise in diesen Verhandlungsprozess eingeschaltet sind. Notwendigerweise ist daher die Zwangsmitgliedschaft von Ärzten in der Kassenärztlichen Vereinigung aufzuheben. Es muss Koalitionsfreiheit herrschen: Ärzten oder anderen Leistungserbringern muss es erlaubt sein, sich zu neuen Verbänden zusammenzuschließen und von ihnen ihre Interessen vertreten zu lassen.

Selektives Kontrahieren lässt Ärzte gelegentlich befürchten, damit sei ein ungebührlicher Zuwachs an Macht der Krankenkassen verbunden. Die Krankenkassen würden ihre Marktmacht ausnutzen, um die Leistungserbringer unter ein Preisdiktat zu zwingen. Die Leistungserbringer, die untereinander selber im Wettbewerb stehen, hätten keine andere Wahl, als dieses Preisdiktat zu akzeptieren. Betrachtet man aber die Anreiz- und Wettbewerbssituation, in der sich die Krankenkassen im reformierten System befinden, so erscheint es unwahrscheinlich, dass sie ihre Marktmacht in dieser Weise ausnutzen. Zwar konkurrieren Ärzte, Krankenhäuser und andere Leistungserbringer um Verträge mit Krankenversicherungen. Gleichzeitig stehen diese Krankenversicherungen aber auch miteinander im Wettbewerb um Versicherte als Kunden. Um attraktive Produkte anbieten zu können, sind die Krankenversicherungen auf Verträge mit Leistungserbringern angewiesen. Dieser Umstand balanciert die vermeintliche Machtasymmetrie wieder aus. Leistungserbringer

– insbesondere Leistungserbringer, die in der Lage sind, hohe Qualität zu produzieren – können daher sehr wohl ungünstige Verträge mit Versicherungen ausschlagen und auf diese Weise ihrerseits die Versicherung unter Druck setzen. Auch können sie versuchen, den Patienten als „Verbündeten" im Wettbewerb zu gewinnen. Schließlich ist davon auszugehen, dass die Patienten dem Leistungserbringer im Zweifel näher stehen als der Versicherung. Schließt also eine Versicherung mit einem Leistungserbringer keine Verträge ab, dann läuft sie Gefahr, ihre Versicherten, die eng an diesen Leistungserbringer gebunden sind, zu verlieren. Das gilt aber nur dann, wenn der jeweilige Anbieter den Patienten Leistungen bietet, die ihren Ansprüchen gerecht werden. Schlecht leistende Anbieter werden also in diesem Beziehungsgeflecht erheblich unter Druck geraten. Die Patienten werden ihnen das Vertrauen aufkündigen, und wahrscheinlich werden die Versicherungen das auch tun. Das ist aber im Zuge von Wettbewerbsprozessen durchaus erwünscht und ein Indiz dafür, dass in diesem System der Patient die Angebotsstrukturen bestimmt.

Schließlich wäre noch darauf hinzuweisen, dass es den Leistungserbringern freisteht, sich zu neuen Verbänden zusammenzuschließen oder größere Unternehmen zu bilden (z.B. Gruppenpraxen oder Krankenhausnetzwerke). Je größer diese Unternehmen werden, desto eher werden sei geneigt sein, selber Versicherungsleistungen anzubieten. Auch von dieser Seite her ist kein Preisdiktat der Versicherungen zu erwarten.[122]

4.3 Transparenz

Patientensouveränität herzustellen wird hier als der Dreh- und Angelpunkt einer erfolgversprechenden Gesundheitsreform

---

122 Vgl. *Oberender* und *Ecker* (1997), S. 23f.

gesehen. Der mündige Patient soll die gestaltende Kraft im Gesundheitswesen werden. Damit er diese Rolle ausüben kann, muss er die Befähigung und die Möglichkeit zu den damit verbundenen Entscheidungen besitzen. Die Fähigkeit zur Entscheidung erlangt ein Patient oder Versicherter – einmal vorausgesetzt, dass eine Anlage zum (zumindest tendenziell) rationalen Handeln vorhanden ist – durch Information. Je größer der Umfang der Informationen ist, die ein Individuum berücksichtigt, wenn es über Handlungsoptionen entscheidet, desto höher ist die Qualität dieser Entscheidungen. Die Ökonomik hat das auf die Spitze getrieben und geht in vielen ihrer Modelle von vollständig informierten Individuen aus, die daher vollkommen rational handeln. Vollständig informierte Individuen als Nachfrager bestrafen jeden noch so kleinen Fehler der Anbieter. Wer sich zu hohe Kosten erlaubt oder den Qualitätsanforderungen der Nachfrager nicht genügt, verliert seine Kundenbasis. Die Nachfrager wandern ab und der schlecht leistende Anbieter muss vom Markt verschwinden und verliert die Grundlage für sein Einkommen. Dieses modelltheoretische Prinzip ist zwar in dieser Extremform unrealistisch, aber unbestreitbar ist, dass ein hoher Informationsstand und Kunden- bzw. Patientensouveränität notwendigerweise zusammen gehören. Anreize, die verschwenderischen Umgang mit Ressourcen verhindern, und ein hoher Informationsstand müssen Hand in Hand gehen.

Das Gesundheitswesen ist derzeit in hohem Maße von Intransparenz geprägt.[123] Konsumenten und Patienten sind nicht ausreichend über alternative Angebote und Leistungser-

---

[123] Neben der hier dargelegten Intransparenz besteht auch eine sozialpolitische Intransparenz: Die Umverteilungswirkungen des Gesundheitssystems sind nicht klar erkennbar. Dieses Problem wird durch die Konzentration auf ein Instrument mit klaren Verteilungswirkungen gelöst. Dieses Instrument ist das steuerfinanzierte Versicherungsgeld. Vgl. z.B. *Schwarz* (2001) Plädoyer für eine „Sozialpolitik mit Preisschildern".

bringer informiert. Krankenkassen und Anbieter haben nicht genügend Informationen, um ihr eigenes Verhalten daran auszurichten bzw. aufs Verhalten anderer entsprechend einzuwirken. Das liegt zum einen an den Anreizen: Es besteht im aktuellen System keine Notwendigkeit, sich näher zu informieren. Schließlich fehlen auch den Krankenkassen die Aktionsparameter, um steuernd auf die Angebotsseite einzuwirken. Das wird sich in einem liberalisierten System ändern. Alle Akteure haben unter den veränderten Bedingungen hohe Anreize, sich über Preis und Qualität alternativer Angebote zu informieren, Kundenbedürfnisse zu ermitteln oder mit Hilfe von Daten aus dem Leistungsgeschehen Prozesse zu optimieren.

Intransparenz erwächst auch aus dem Verhältnis der Leistungserbringer untereinander. Insbesondere das Verhältnis zwischen Ärzten ist eher kollegial als wettbewerblich geprägt. Seinen sichtbaren Ausdruck findet dies im Verbot der Arztwerbung. Soll die Arztwerbung freigegeben werden, um Transparenz zu steigern? Dazu finden sich gegensätzliche Ansichten. Man meint, dass es bei Transparenz darum gehe, den Systemakteuren objektive Informationen zu vermitteln, die ihnen rationale Entscheidungen ermöglichen. Bei Werbung stehe hingegen das Interesse der Leistungserbringer im Vordergrund, die vor allem ihr Angebot vermarkten wollen. Häufig wird befürchtet, dass dies zu Fehlinformationen des Patienten und damit wieder zu Fehlsteuerungen führt. Werbung im Gesundheitswesen wird als immanent irreführend, als manipulativ und als der Gesundheit der Bevölkerung abträglich angesehen. Wenn Werbung erlaubt sein solle, dann ausschließlich als objektive Informationsweitergabe, aber nicht in suggestiver Form.

Ist dies wirklich sinnvoll? Tatsächlich lassen sich informative (verstandesmäßige) und suggestive (gefühlsmäßige) Elemente der Werbung nicht voneinander trennen. Beide sind notwendige Bestandteile des Aktionsparametereinsatzes in Wettbewerbsprozessen. In Wettbewerbsprozessen geht es nicht nur um objektive Information, sondern auch darum, dass sich

Verbraucherwünsche weiterentwickeln können. Ein Verbot von Werbung bewahrt also weniger vor Fehlinformation, vielmehr trägt sie zu Intransparenz des Marktgeschehens bei. Dem Verbraucher werden Informationen vorenthalten; er wird in seiner Entscheidungskompetenz eingeschränkt. Wird das Werbeverbot aufgehoben, so würde dies die Transparenz steigern und die Systemeffizienz stärken. Standesrechtliche Restriktionen bezüglich Werbung sind also aufzuheben.

Mehr Transparenz auf Gesundheitsmärkten heißt nicht, dass Patienten und Versicherte immer perfekt informiert wären oder sich perfekt informieren könnten. Sie können den Prozess des Sammelns und Einschätzens von Informationen vielmehr auch Dritten übertragen. Es werden sich vorgelagerte Informationsmärkte bilden, die dem Verbraucher ein Bild von Qualität und Preisen am Markt geben (Berater, Ärztelisten, Krankenhausvergleiche etc.). Solche Informationsmärkte sollten nicht künstlich behindert werden. Ganz im Gegenteil: Es müsste auch möglich sein, hier weitreichende Informationen über die Qualitätssituation bei einzelnen Leistungserbringern weiterzugeben, z.B. Sterblichkeitskennziffern bei operativen Eingriffen.

4.4 Ambulante Versorgung

Die dargelegten liberalisierten Strukturen stellen hohe Anpassungsanforderungen an die Leistungserbringer. Die Leistungserbringer sind gezwungen, sich auf eine völlig neue Situation einzustellen. Es soll daher auf einige mögliche Reformstrategien für Anbieter im Gesundheitsbereich eingegangen werden. Für die Ärzte wird die Reformfähigkeit und -bereitschaft zum entscheidenden Kriterium ihrer Überlebensfähigkeit. Ineffiziente Strukturen werden in einem liberalisierten System nicht mehr akzeptiert. Die Öffnung des Marktes (Niederlassungsfreiheit) und der Druck der Krankenversicherung zwingen die Ärzte, sich dieser Situation zu stellen. Einen von der Kassenärztlichen Vereinigung beschützten ambulanten Sektor wird es nicht mehr geben. Gut leistende Anbieter haben unter solchen Bedingungen die Chance, ein hohes Einkommen zu erzielen, während schlecht leistende Ärzte unter erheblichen Druck geraten werden, der bis hin zum Marktaustritt führen kann.

Der Arzt als Anbieter von Gesundheitsleistungen muss Wege finden, seine Position zu stärken. Es bietet sich für ihn an, dem Patienten als Manager der Gesundheit zur Seite zu stehen und sich diese im gegenseitigen Vertrauensverhältnis ausgeübte Beraterfunktion honorieren zu lassen – idealerweise im Rahmen einer Managed care-Organisation oder einem Netz von Praxen. Neue Möglichkeiten tun sich hier nicht nur für freiberuflich tätige Ärzte auf. Vielmehr werden auch die Krankenkassen im Zuge einer Liberalisierung verstärkt medizinisches Wissen benötigen. Mediziner können in Krankenhaus tätig werden, um das Management der Leistungsstrukturen fachlich zu begleiten und einzuschätzen.[124]

4.5 Krankenhäuser

Weitreichende Auswirkungen hat dieser Reformvorschlag auch für die Krankenhäuser. Im Bereich der stationären Versorgung wird das staatliche Engagement stark zurückgenommen werden müssen, um planwirtschaftliche Fehlsteuerungen zu vermeiden und die bestehenden Wettbewerbsverzerrungen zwischen dem ambulanten und dem stationären Sektor zu beseitigen. Das bedeutet das Ende der staatlichen Krankenhausbedarfsplanung und der dualen Finanzierung. Die Krankenhäuser müssen privatisiert und aus dem engen Korsett des öffentlichen Dienstes entlassen werden.

---

124 Vgl. zu Reformperspektiven für den ambulanten Sektor und Ärzte *Oberender* und *Fibelkorn-Bechert* (1997).

Die Entwicklungen, die in einem liberalisierten System zu erwarten sind, können als Chance und Bedrohung zugleich gesehen werden. Die Krankenhäuser sind bereits heute Tendenzen ausgesetzt, die sie zu stärkerer Wirtschaftlichkeitsorientierung zwingen. Auslöser sind die Möglichkeit, integrierte Versorgungsprojekte durchzuführen, und das projektierte Vorhaben, die Krankenhausvergütung vollständig auf diagnosebezogene Fallpauschalen umzustellen. Die DRG-Reform (Diagnostic Related Groups) der Krankenhausfinanzierung hat unzweifelhaft viele Schwächen. Insbesondere stellt sie den Versuch einer rein sektororientierten Reform dar. Dies wird den Krankenhäusern zwar Anreize setzen, innerhalb ihres Sektors wirtschaftlich zu handeln. Es wird sie aber auch dazu verführen, besonders kostenintensive Patienten zu verschieben, sie beispielsweise sehr früh in die Rehabilitation zu entlassen. Nichtsdestotrotz dürfte der Reform eine Art Katalysatorrolle zukommen. Sie stellt einen Einstieg in eine leistungsorientierte Vergütung dar und könnte die Vorstufe zu einem wettbewerblichen System sein. Die Reform bereitet die Krankenhäuser auf einen intensiveren Leistungswettbewerb vor.

Integrierte Versorgung ist geeignet, die Grenzen zwischen den Sektoren im Gesundheitswesen aufzuheben. Das bedeutet aber gleichzeitig, dass das Krankenhaus aus seiner bisherigen Rolle herausgedrängt wird. War bisher klar definiert, welche Leistungen von welchem Krankenhaus zu erbringen ist, so wird dies zunehmend dem Markt überlassen. Eine solche Situation stellt für ein passives Krankenhaus eine Bedrohung dar. Zunehmend werden angestammte Leistungen von Praxiskliniken erbracht. In den USA geht man davon aus, dass die meisten Krankenhäuser in einigen Jahren reine Intensivstationen sein werden. Eine ähnliche Entwicklung deutet sich in Deutschland an und dürfte in einem liberalisierten System ohne weiteres zu erwarten sein.

Die neue Rolle ist für das Krankenhaus eine Chance, wenn es versucht, in den integrierten Versorgungsmodellen eine

Führungsrolle zu übernehmen. Der vorhandene Sachverstand kann eingesetzt werden, um für bestimmte Indikationen die Therapie komplett zu planen und zu koordinieren. Interessant dürfte vor allem sein, Gruppen von Leistungserbringern zu bilden, die für eine Region die Versorgung für eine ganz bestimmte Indikation anbieten.

Zu beachten ist: Die hier favorisierte Reform beruht auf offenen Strukturen und damit sind auch die Ergebnisse offen. Wie das Gesundheitswesen und seine Versorgungseinrichtungen innerhalb dieses Rahmens aussehen werden, lässt sich vorab nicht sagen. Das Ergebnis dieser Prozesse wird davon abhängen, welche Gruppe von Leistungserbringern die Führungsrolle bei dieser Umgestaltung ergreift. Die Krankenhäuser wären prädestiniert, dies zu tun und Modelle anzubieten, die den Prinzipien der integrierten Versorgung entsprechen. Allerdings werden auch die Kassen bereit sein, diese Rolle zu übernehmen. Die unternehmerische Initiative wird hier also entscheiden.[125]

5. Europäische Perspektive

Diese Reformvorschläge haben bisher ein wichtiges Element ausgespart, nämlich die europäische Perspektive. Die EU-Mitgliedsstaaten haben bisher eine rein nationalstaatlich orientierte Gesundheitspolitik betrieben, die zum Ziel hatte, die nationalen Gesundheitssysteme zu stabilisieren. Die Gesundheitssysteme waren dabei vom Prozess der europäischen Integration ausgenommen. In Zukunft wird sich diese Strategie der Abschottung aber nicht mehr durchhalten lassen. Die Gesundheitssysteme der europäischen Mitgliedsstaaten werden sukzessive in den Prozess der europäischen Integration einbezogen werden –

---

125 Vgl. zu Reformperspektiven im stationären Sektor *Oberender* und *Hacker* (1999).

weniger durch bewusste politische Entscheidungen als vielmehr durch Ausweichhandlungen von Akteuren, zum Teil unterstützt durch Gerichtsurteile. Will die nationale Politik diesem Prozess nicht willenlos ausgeliefert sein, sondern gestaltend mitwirken, so muss sie ihre Abschottungsbestrebungen aufgeben und akzeptieren, dass die Gesundheitssysteme über kurz oder lang eine europäische Dimension erhalten werden. Wird daher eine nationale Reformperspektive entwickelt, so kann diese nur tragfähig sein, wenn sie europakompatibel ist und das deutsche Gesundheitswesen auf seine Europäisierung vorbereitet. Eine Reform muss es also den nationalen Strukturen möglich machen, auch in einem europäischen Gesundheitsbinnenmarkt zu bestehen.

Ist das hier favorisierte Modell europakompatibel? Um diese Frage beantworten zu können, sei zunächst ein Blick darauf geworfen, was Integration eigentlich ist. Aus ökonomischer Sicht verschmelzen bei Integrationsprozessen mehrere Volkswirtschaften zu einem neuen Ganzen. Damit ist aber noch wenig ausgesagt, denn prinzipiell lassen sich darunter zwei entgegengesetzte Konzepte fassen: Integration durch Wettbewerb und Integration durch Intervention. Während die eine Strategie Transaktionen zwischen den einzelnen Volkswirtschaften erleichtern will, also den Individuen mehr Freiheit bringt, will die andere ein neues einheitliches System von oben herab schaffen. Es lassen sich zwei Ebenen der Integration unterscheiden, auf die diese Strategien anzuwenden sind: Marktintegration und institutionelle Integration. Integration durch Wettbewerb betreibt Marktintegration, indem sie grenzüberschreitende Freiheitsrechte implementiert. Integration durch Intervention würde hingegen eine zentrale Instanz schaffen und dieser Instanz umfassende Eingriffsrechte zusprechen, die es ihr erlauben, den neuen gemeinsamen Markt zu gestalten. Auf der institutionellen Ebene stehen sich der Wettbewerb der Systeme und die (Exante-)Harmonisierung von Regeln als Strategien gegenüber. Im Wettbewerb der Systeme entstehen neue institutionelle Lösungen durch dezentrale Suchprozesse. Hingegen werden im Falle einer Harmonisierung solche Lösungen geschaffen, indem nationale Regelungen angeglichen und vereinheitlicht werden.

Bisher war eine Integration von Gesundheitsmärkten und -systemen auf beiden Ebenen blockiert. Die Rechtsprechung des Europäischen Gerichtshofs hat aber de facto schon das Startsignal für einen gemeinsamen europäischen Binnenmarkt für Gesundheitsdienstleistungen gegeben. Das führt ohne Zweifel auch im aktuellen System zu mehr Wettbewerb und erweiterten Wahlfreiheiten: Der Patient hat nicht mehr nur die Möglichkeit, ein vorgegebenes inländisches Angebot zu wählen; vielmehr kann er auf ausländische Anbieter ausweichen. Daneben ergeben sich auch für Leistungserbringer und Versicherungsträger erweiterte Handlungsmöglichkeiten. Krankenkassen können auf ausländische Anbieter zurückgreifen (und die Möglichkeit einer Auslandsbehandlung als Aktionsparameter im Kassenwettbewerb einsetzen), während Leistungserbringer versuchen können, ihren Kundenstamm um ausländische Patienten zu erweitern. Grundsätzlich nehmen Handlungs- und Wahlmöglichkeiten für die Akteure im Gesundheitswesen zu. Die Folge ist, dass der Wettbewerbsdruck steigt und sich Leistungserbringer wie Kassen verstärkt am Patienten orientieren müssen. Das hier vorgeschlagene Reformmodell stellt kein Hindernis hierfür dar. In Gegenteil: Liberalisierte Vertragsbeziehungen und Binnenmarktfreiheiten würden sich ergänzen. Das Reformmodell würde die Binnenmarktentwicklung sozusagen auf nationaler Ebene nachvollziehen.

Wie aber gestaltet sich die Entwicklung auf der institutionellen Ebene? Im aktuellen System führt die Bildung eines gemeinsamen europäischen Binnenmarkts zu einem Spannungsverhältnis mit den nationalen Sozialversicherungssystemen: Die Bürger eines Staates dürfen zwar Leistungserbringer europaweit wählen. Sie dürfen aber nicht wählen, wie sie gegen das Krankheitsrisiko abgesichert sein wollen. Sie sind auf das nationale System festgelegt und können es nur um den Preis eines Staatenwechsels verlassen. Allerdings wird sich dieser Zustand nach

Vollendung der Binnenmarktfreiheiten für Gesundheitsleistungen nicht mehr lange aufrechterhalten lassen. Denn die freie Wahl von Dienstleistungen hat auch Rückwirkungen auf die Systemelemente von nationalen Krankenversicherungssystemen. Besteht die Möglichkeit, Gesundheitsleistungen weitgehend frei im europäischen Ausland in Anspruch zu nehmen, so können Akteure im Gesundheitswesen zumindest die Folgen nationalstaatlicher Regulierungen umgehen, ohne dabei ihr Land wechseln zu müssen. Beispiele wären die Umgehung von Wartezeiten wie sie für nationale Gesundheitsdienste typisch sind. Ebenso kann Kapazitätsengpässen, die aufgrund von Regulierungen z.B. der kostenintensiven Gerätemedizin bestehen, ausgewichen werden. Ist dies aber möglich, so werden die Elemente der einzelnen Krankenversicherungssysteme sukzessive in Frage gestellt.

Wollen die EU-Staaten diese Entwicklung aktiv gestalten, so müssen sie der Marktintegration eine bewusste institutionelle Integration folgen lassen. Gemäß der oben dargestellten Politikansätze der Integration auf institutioneller Ebene bestehen für die Regierungen zwei Möglichkeiten, wie sie mit dieser Entwicklung umgehen können. Einerseits können sie den Systemwettbewerb aktiv annehmen und ihre Systeme öffnen. Dafür wäre es notwendig, eine Rahmenordnung zu implementieren, die einen solchen (regelgebundenen) Wettbewerb ermöglicht. Im Zentrum muss dabei das Ursprungslandprinzip stehen. Ursprungslandprinzip heißt in seinem Kern, dass Produkte oder Dienstleistungen, die im europäischen Ausland akzeptiert werden auch im Inland vorbehaltlos akzeptiert und zum Wettbewerb zugelassen werden. Systemwettbewerb verändert zwar die nationalen Gesundheitssysteme, vereinheitlicht sie aber nicht.

Häufig wird aber auch die entgegengesetzte, nicht wettbewerbliche Integrationsstrategie favorisiert, nämlich eine Harmonisierung der nationalen Gesundheitssicherungssysteme, um einen europäisch einheitlichen Schutz im Falle von Krankheit zu gewährleisten. Dies geht bis hin zu der Forderung, dass die nationalen Sozialstaaten auf europäischer Ebene rekonstruiert werden müssten. Die dafür vorgebrachten Argumente sind vielfältig und laufen darauf hinaus, dass unterschiedliche Sozialversicherungssysteme Wettbewerbsverzerrungen im Güterwettbewerb verursachen bzw. ein ruinöser Wettbewerb der Sozialversicherungssysteme entstehen könnte, der schließlich einen Abbau des sozialen Schutzes zur Folge hätte. Eine Harmonisierungslösung widerspricht allerdings dem Charakter einer freiheitlich-marktwirtschaftlichen Grundordnung und ist einem Wettbewerb der Systeme deutlich unterlegen. Sie würde die für Europa prägende Vielfalt der Gesundheitssysteme beseitigen. Heterogene Präferenzen für Sozialleistungen könnten nicht berücksichtigt werden. Es ist zu erwarten, dass sich die Staaten nur auf kleinstem gemeinsamem Nenner auf ein einheitliches System einigen werden bzw. europäische Umverteilungselemente massiv ausgeweitet werden müssten, um Staaten zu bewegen, dem Einheitssystem zuzustimmen.

Dem hier favorisierten Reformmodell entspricht der Wettbewerb der Systeme auf europäischer Ebene. Die Reformperspektive kann sogar als Programm verstanden werden, das das deutsche Gesundheitswesen befähigt, in einem solchen Wettbewerb zu bestehen. Das liegt im wesentliche daran, dass sehr offene Strukturen geschaffen werden, die ohne weiteres um eine europäische Dimension ergänzt werden könnten. Es wäre z.B. ohne weiteres denkbar, dass eine Krankenversicherung aus dem europäischen Ausland in dem liberalisierten deutschen Markt tätig wird. Im Kern muss es darum gehen, die Vielfalt der europäischen Systeme für jeden Bürger in jedem Land der Europäischen Union gleichermaßen nutzbar zu machen. Das heißt: Eine Versicherungslösung, die in einem EU-Land zulässig ist, muss auch in jedem anderen in Anspruch genommen werden können. In letzter Konsequenz würde ein solches System zu europaweit agierenden Krankenversicherungen führen, die ihren Kunden EU-weiten Krankenversicherungsschutz bieten und die untereinander im Wettbewerb stehen (z.B. über unterschiedliche Leistungskataloge). Von Seiten der europäischen Ebene müsste in einem solchen System lediglich der freiheitliche Rahmen (Grundfreiheiten und Ursprungslandprinzip) durchgesetzt werden. Die hier vorgeschlagene Reform wäre ein Beitrag auf dem Weg zu einem solchen gesamteuropäischen Versicherungssystem.

Ein solches System wird nicht schlagartig entstehen, sondern muss sich graduell im Wettbewerb der Systeme herausbilden. Dazu sind einige Reformschritte notwendig. Die Europäisierung der Leistungsinanspruchnahme sollte zweckmäßigerweise den ersten Schritt bilden. Es geht darum, die Konsequenz aus den EuGH-Urteilen vom 28. April 1998 zu ziehen: Jede europäische Krankenversicherung sollte ihren Kunden einen gesamteuropäischen Krankenversicherungsschutz gewähren. Sinnvollerweise kann dies über eine Kostenerstattung von im europäischen Ausland in Anspruch genommenen Leistungen geschehen – unabhängig davon, welche Erstattungsform in dem System sonst praktiziert wird. Eine Erstattung geschieht dann auf Basis inländischer Sätze. Das muss aber nicht der Endpunkt der Entwicklung sein. Zweckmäßig für jede Krankenkasse ist auch der Aufbau eines europäischen Vertragsnetzes. Im Zuge selektiven Kontrahierens können die Kassen dabei Verträge mit ausgewählten ausländischen Anbietern schließen. Das hat für sie den Vorteil, dass sie direkt Qualität und Kosten kontrollieren und dies als Wettbewerbsparameter einsetzen können. Denkbar wäre auch, dies im Verbund mit ausländischen Krankenkassen zu tun.

Von solchen Verbünden ist der Schritt nicht weit zu einer gesamteuropäischen Mitgliedschaft. Den Anfang könnte hier die Möglichkeit zur Fortführung der bisherigen Mitgliedschaft in anderen EU-Staaten bilden. Versicherte, die den Staat wechseln, könnten dann die Mitgliedschaft im bisherigen Krankenversicherungssystem fortsetzen. Die betreffende Person würde dann Leistungen gemäß der Konditionen des jeweiligen Versicherungslandes erhalten. Erweitert man das Mitgliedschaftsrecht auf diese Weise und lässt die oben genannten Leistungsverbünde zu, so wäre es nur konsequent, auch die grenzüberschreitende Kooperation von Krankenversicherungsträgern zu ermöglichen. Diese Verbünde würden dann wie eine einzige europäische Versicherung agieren. In einem wettbewerblichen Umfeld dürften sich mehrere solcher Versicherungen herausbilden, die dann europaweit um Versicherte konkurrieren. Um dies zu ermöglichen, darf dieser sich entwickelnde Markt nicht auf bereits bestehende Anbieter beschränkt bleiben. Es muss also die Neugründung europäischer Krankenversicherungen zugelassen werden; Markteintrittsschranken dürfen nicht bestehen. Ein solcher Wettbewerb ist zudem nur möglich, wenn europaweite Wahlfreiheit bezüglich der Krankenversicherung besteht.

V. Schlussbetrachtungen

Das hier favorisierte Reformmodell setzt nicht auf Patentlösungen. Sein Kern besteht darin, die Vertragsbeziehungen im Gesundheitswesen für Wettbewerbsprozesse zu öffnen und den Systemakteuren Freiräume zu geben, die es ihnen erlauben, ein wesentlich weiter gefasstes Spektrum an Aktionsparametern einzusetzen als im aktuellen System. Den disziplinierenden Zwängen des Wettbewerbs ausgesetzt, haben die Systemakteure dann Interesse daran, Managementinstrumente anzuwenden, die die spezifischen Anreizprobleme der Vertragsbeziehungen im Gesundheitswesen überwinden. Im Mittelpunkt des Reformmodells steht ein neu organisiertes Versicherungsverhältnis. Krankenversicherungsleistungen werden in Regel- und Zusatzleistungen eingeteilt. Alle Bürger werden verpflichtet, sich so zu versichern, dass sie Regelleistungen problemlos in Anspruch nehmen können. Getrennt von dieser Versicherungskomponente ist die Umverteilungskomponente in Form eines Versicherungsgeldes. Sie ist vollständig in das Steuer-Transfer-System integriert. Wettbewerb und Solidarität werden damit in effizienter Weise miteinander verknüpft. Es wird sich eine Vielfalt von Versicherungslösungen und Versorgungsformen herausbilden. Diese Vielfalt lässt sich auch ohne weiteres in einen europäischen Binnenmarkt für Gesundheitsdienstleistungen und Versicherungsleistungen integrieren.

Das vorgeschlagene Reformmodell ist konsequent auf ökonomische Denkansätze gegründet. Die Fehlanreize, die das Gesundheitswesen in eine Rationalitätenfalle laufen lassen, werden dabei durch wettbewerbliche Strukturen ersetzt. Diese leiten die Systemakteure dazu an, Verschwendung zu vermeiden. Wirtschaftlichkeit und Anpassungsfähigkeit des Systems werden auf diese Weise hergestellt.

Dieses Reformsystem mag Menschen, die lange in das aktuelle System eingebunden waren, als zu weitgehend, zu utopisch oder als nicht realisierbar erscheinen. Tatsache ist aber, dass der Druck auf das System wächst; es wird immer mehr erkennbar, dass das Gesundheitssystem ein volkswirtschaftlicher Problemfall ist. Viele Menschen wissen das und sind daher bereit, Reformen mitzutragen und mehr Eigenverantwortung zu übernehmen. Viele Leistungserbringer möchten gern mehr unternehmerische Freiheiten für sich in Anspruch nehmen. Eine Reform sollte daher eingeleitet werden, solange es noch möglich ist, gestaltend auf das Gesundheitswesen einzuwirken und seine Strukturen zum Besseren zu wenden.

Literatur

Abel-Smith, Brian (1996), The Escalation of Health Care Costs: How did we get there?, in: OECD (ed.), *Health Care Reform: The Will to Change*, Paris, S. 17-30.

Arnold, Michael et al. (Hrsg.) (1997), *Managed Care: Ursachen, Prinzipien, Formen und Effekte*, Stuttgart und New York.

Arrow, Kenneth J. (1963), Uncertainty and the welfare economics of medical care, *American Economic Review*, Vol. 53, S. 941-973.

Börsch-Supan, Axel (1998), Anreizprobleme in der Renten- und Krankenversicherung, in: Rolf Ackermann et al. (Hrsg.), *Offen für Reformen? Institutionelle Voraussetzungen für gesellschaftlichen Wandel im modernen Wohlfahrtsstaat*, Baden-Baden, S. 271-290.

Breyer, Friedrich (1997), „Beitragsfreie Mitversicherung" und „Familienlastenausgleich" in der GKV: ein populärer Irrtum, *Konjunkturpolitik*, 43. Jg., S. 213-223.

Breyer, Friedrich (2001), Subjekthilfe statt Markteingriff oder Objektsubvention, in: Otto Graf Lambsdorff (Hrsg.), *Freiheit und soziale Verantwortung: Grundsätze liberaler Sozialpolitik*, Frankfurt am Main, S. 223-239.

Breyer, Friedrich und Andreas Haufler (2000), Health Care Reform: Separating Insurance from Income Redistribution, *International Tax and Public Finance*, Vol. 7, S. 445-461.

Breyer, Friedrich und Peter Zweifel (1997), *Gesundheitsökonomie*, 2. Aufl., Berlin u.a.O.

Cassel, Dieter, Eckhard Knappe und Peter Oberender (1997), Für Marktsteuerung, gegen Dirigismus im Gesundheitswesen, *Wirtschaftsdienst*, 77. Jg., S. 29-36.

Culyer, Anthony J. und Joseph P. Newhouse (eds.) (2000a), *Handbook of Health Economics, Volume 1A*, Amsterdam u.a.O.

Culyer, Anthony J. und Joseph P. Newhouse (eds.) (2000b), *Handbook of Health Economics, Volume 1B*, Amsterdam u.a.O.

Cutler, David M. und Richard J. Zeckhauser (2000), The Anatomy of Health Insurance, in: Anthony J. Culyer und Joseph P. Newhouse (eds.), *Handbook of Health Economics, Volume 1A*, Amsterdam u.a.O., S. 563-643.

Deppe, Hans-Ulrich (2000), *Zur sozialen Anatomie des Gesundheitswesens: Neoliberalismus und Gesundheitspolitik in Deutschland*, Frankfurt am Main.

Downs, Anthony (1957), *An Economic Theory of Democracy*, New York.

Eucken, Walter (1990), *Grundsätze der Wirtschaftspolitik*, 6. Auflage, Tübingen.

Fehl, Ulrich und Peter Oberender (1999), *Grundlagen der Mikroökonomie*, 7. Aufl., München.

Folland, Sherman, Allen C. Goodman und Miron Stano (1993), *The Economics of Health and Health Care*, Englewood Cliffs, New Jersey.

Geigant, Friedrich (1985), Ärztliche Berufsverfassung und Wettbewerb, in: Walter Hamm und Günter Neubauer (Hrsg.), *Wettbewerb im deutschen und amerikanischen Gesundheitswesen*, Gerlingen, S. 77-99.

Gitter, Wolfgang und Peter Oberender (1987), *Möglichkeiten und Grenzen des Wettbewerbs in der Gesetzlichen Krankenversicherung: Eine ökonomische und juristische Untersuchung zur Strukturreform der GKV*, Baden-Baden.

Hayek, Friedrich August von (1969), Der Wettbewerb als Entdeckungsverfahren, in: Friedrich August von Hayek, *Freiburger Studien: Gesammelte Aufsätze*, Tübingen, S. 249-265.

Helmstädter, Ernst (1986), Schlußansprache, in: Gérard Gäfgen (Hrsg.), *Ökonomie des Gesundheitswesens*, Berlin, S. 657f.

Henke, Klaus-Dirk und Michael Hesse (1999), Gesundheitswesen, in: Wilhelm Korff et al. (Hrsg.), *Handbuch der Wirtschaftsethik, Band 4: Ausgewählte Handlungsfelder*, Gütersloh, S. 249-289.

Herder-Dorneich, Philipp (1981), Problemgeschichte der Gesundheitsökonomik, in: Philipp Herder-Dorneich, Günter Sieben und Theo Thiemeyer (Hrsg.), *Wege zur Gesundheitsökonomik I*, Gerlingen, S. 11-45.

Herder-Dorneich, Philipp (1994), *Ökonomische Theorie des Gesundheitswesens: Problemgeschichte, Problembereiche, Theoretische Grundlagen*, Baden-Baden.

Heuß, Ernst (1980), Wettbewerb, in: Willi Albers et al. (Hrsg.), *Handwörterbuch der Wirtschaftswissenschaft (HdWW)*, Achter Band, Stuttgart u.a.O., S. 679-697.

Hof, Bernd (2001), *Auswirkungen und Konsequenzen der demographischen Entwicklung für die Gesetzliche Kranken- und Pflegeversicherung*, Köln.

Homann, Karl und Andreas Suchanek (2000), *Ökonomik: Eine Einführung*, Tübingen.

Kersting, Wolfgang (2000), Gerechtigkeitsprobleme sozialstaatlicher Gesundheitsversorgung, in: Wolfgang Kersting (Hrsg.), *Politische Philosophie des Sozialstaats*, Göttingen, S. 467-507.

Knappe, Eckhard (2001), Öffnung des deutschen Gesundheitssystems zum gemeinsamen Markt, in: Winfried Schmähl (Hrsg.), *Möglichkeiten und Grenzen einer nationalen Sozialpolitik in der Europäischen Union*, Berlin, S. 137-176.

Monopolkommission (1998), *Marktöffnung umfassend verwirklichen, Hauptgutachten 1996/1997*, Baden-Baden.

Neubauer, Günter (1999), Formen der Vergütung von Krankenhäusern und deren Weiterentwicklung, in: Günther E. Braun (Hrsg.), *Handbuch Krankenhausmanagement*, Stuttgart, S. 19-33.

Oberender, Peter (1992), Ordnungspolitik und Steuerung im Gesundheitswesen, in: Hanfried H. Andersen, Klaus-Dirk Henke und J.-Matthias Graf von der Schulenburg (Hrsg.), *Basiswissen Gesundheitsökonomie, Band 1: Einführende Texte*, Berlin, S. 153-172.

Oberender, Peter (1996), Leitlinien für eine Systemkorrektur in der Krankenversicherung, in: Horst Siebert (Hrsg.), *Sozialpolitik auf dem Prüfstand*, Tübingen, S. 85-110.

Oberender, Peter (1998), Gesundheitsversorgung zwischen ökonomischer und medizinischer Orientierung, in: Christoph Fuchs und Eckhard Nagel (Hrsg.), *Rationalisierung und Rationierung im deutschen Gesundheitswesen*, Stuttgart und New York, S. 10-26.

Oberender, Peter und Andrea Fibelkorn-Bechert (1997), *Ein zukunftsfähiges deutsches Gesundheitswesen: Ein Reformvorschlag unter besonderer Berücksichtigung der ambulanten Versorgung*, Bayreuth.

Oberender, Peter und Ansgar Hebborn (1994), *Wachstumsmarkt Gesundheit: Therapie des Kosteninfarkts*, Frankfurt am Main.

Oberender, Peter und Frank Daumann (1996), Administrierte Qualitätssicherung oder wettbewerbliche Lösung?, *Wirtschaftswissenschaftliches Studium*, 25. Jg., S. 566-571.

Oberender, Peter und Frank Daumann (1997), Der Arzneimittelmarkt im Spannungsfeld seiner institutionellen Umgebung, in: Karl von Delhaes und Ulrich Fehl (Hrsg.), *Dimensionen des Wettbewerbs*, Stuttgart 1997, S. 235-284.

Oberender, Peter und Jan Hacker (1999), Entwicklungsszenario für Krankenhäuser – „Das wettbewerbsorientierte Krankenhaus 2010", in: Günther E. Braun (Hrsg.), *Handbuch Krankenhausmanagement*, Stuttgart, S. 343-365.

Oberender, Peter und Jochen Fleischmann (2001), Der Risikostrukturausgleich zwischen den gesetzlichen Krankenkassen: Notwendiger Garant der Solidarität oder Bestandsschutz für leitungsschwache Krankenkassen?, *Wirtschaftswissenschaftliches Studium*, 30. Jg., S. 599-606.

Oberender, Peter und Jürgen Zerth (2001), *Gesundheitspolitik in Deutschland*, Bayreuth.

Oberender, Peter und Thomas Ecker (1997), „Managed Care" und Wettbewerb im Gesundheitswesen: Voraussetzungen und mögliche Auswirkungen, in: Eckhard Knappe (Hrsg.), *Reformstrategie Managed Care*, Baden-Baden, S.11-29.

Okruch, Stefan (2001), Gesundheitspolitik: Wirtschaftspolitik der Experimente als Ursache und Lösung der Krise des Gesundheitssystems?, in: Lambert T. Koch (Hrsg.), *Wirtschaftspolitik im Wandel*, München und Wien, S. 113-136.

Reinhardt, Uwe E. (1996), Rationing Health Care: What It Is, What It Is Not, and Why We Cannot Avoid It, in: Stuart H. Altman and Uwe E. Reinhardt (eds.), *Strategic Choices for a Changing Health Care System*, S. 63-100.

Ruckdäschel, Stephan (2000), *Wettbewerb und Solidarität im Gesundheitswesen: Zur Vereinbarkeit von wettbewerblicher Steuerung und solidarischer Sicherung*, Bayreuth.

Sachverständigenrat für die Konzertierte Aktion im Gesundheitswesen (1995), *Gesundheitsversorgung und Krankenversicherung 2000: Mehr Ergebnisorientierung, mehr Qualität und mehr Wirtschaftlichkeit, Sondergutachten 1995*, Baden-Baden.

Sachverständigenrat für die Konzertierte Aktion im Gesundheitswesen (1996), *Gesundheitswesen in Deutschland: Kostenfaktor und Zukunftsbranche, Band I: Demographie, Morbidität, Wirtschaftlichkeitsreserven und Zukunftsbranche, Sondergutachten 1996*, Baden-Baden.

Sachverständigenrat für die Konzertierte Aktion im Gesundheitswesen (1998), *Gesundheitswesen in Deutschland: Kostenfaktor und Zukunftsbranche, Band II: Fortschritt und Wachstumsmärkte, Finanzierung und Vergütung, Sondergutachten 1997*, Baden-Baden.

Sachverständigenrat für die Konzertierte Aktion im Gesundheitswesen (2001a), *Bedarfsgerechtigkeit und Wirtschaftlichkeit, Band I: Zielbildung, Prävention, Nutzerorientierung und Partizipation, Gutachten 2000/2001*, Bundestags-Drucksache 14/5660.

Sachverständigenrat für die Konzertierte Aktion im Gesundheitswesen (2001b), *Bedarfsgerechtigkeit und Wirtschaftlichkeit, Band II: Qualitätsentwicklung in Medizin und Pflege, Gutachten 2000/2001*, Bundestagsdrucksache 14/5661.

Sachverständigenrat zur Begutachtung der gesamtwirtschaftlichen Entwicklung (2000), *Chancen auf einen höheren Wachstumspfad, Jahresgutachten 2000/2001*, Stuttgart.

Schöffski, Oliver und J.-Matthias Graf von der Schulenburg (Hrsg.) (2000), *Gesundheitsökonomische Evaluationen: Grundlagen und Standortbestimmung*, 2. Aufl., Berlin u.a.O.

Schulenburg, J.-Matthias Graf von der (1992), Preisbildung im Gesundheitswesen, in: Hanfried H. Andersen, Klaus-Dirk Henke und J.-Matthias Graf von der Schulenburg (Hrsg.), *Basiswissen Gesundheitsökonomie, Band 1: Einführende Texte*, Berlin, S. 110-133.

Schulenburg, J.-Matthias Graf von der (2000), Die Zukunft des Arzneimittelmarktes – Konsequenzen für den Verbraucher, *Pharm.Ind.*, 62. Jg., S. 733-736.

Schulenburg, J.-Matthias Graf von der und Wolfgang Greiner (2000), *Gesundheitsökonomik*, Tübingen.

Schwarz, Gerhard (2001), Plädoyer für mehr Transparenz: Eine Handvoll Überlegungen zu einer Sozialpolitik mit Preisschildern, in: Otto Graf Lambsdorff (Hrsg.), *Freiheit und soziale Verantwortung: Grundsätze liberaler Sozialpolitik*, Frankfurt am Main, S. 195-201.

Statistisches Bundesamt (2001), *Neue Gesundheitsausgabenrechnung*, Wiesbaden.

Stillfried, Dominik Graf von (1996), *Gesundheitssysteme im Wandel: Das Dilemma zwischen Bedarfskonzept und Eigenverantwortung: medizinische Grundsicherung als Reformperspektive?*, Bayreuth.

Streit, Manfred E. (1988), The Mirage of Neo-Corporatism, *Kyklos*, Vol. 41, S. 603-624.

Streit, Manfred E. (2001), Ordnungsökonomik, in: Manfred E. Streit (Hrsg.), *Jenaer Beiträge zur Institutionenökonomik und Wirtschaftspolitik*, Baden-Baden, S. 11-60.

Theurl, Engelbert (1998), Reformen im Gesundheitswesen – ein Überblick, in: Engelbert Theurl und Josef Dézsy (Hrsg.), *Reformen im Gesundheitswesen – eine Zwischenbilanz*, Innsbruck, S. 1-27.

Thielbeer, Markus (1999), *Notwendigkeiten, Möglichkeiten und Grenzen einer Deregulierung der privaten Krankenversicherung: Eine ordnungsökonomische Analyse*, Bayreuth.

vom gleichen Autor ist erschienen
Wachstumsmarkt Gesundheit

von Prof. Dr. Peter Oberender, Dr. Ansgar Hebborn und Dpl.-Vw. Jürgen Zerth

2002. IX/244 S. mit 29 Abbildungen und einem Glossar
kt. € 14,90 / sFr 25,80. ISBN 3-8282-0175-X
UTB 2231 (ISBN 3-8252-2231-4)

Das Gesundheitswesen ist angesichts zunehmender Ausgaben im Gesundheitswesen und immer stärker zutage tretenden Defizite in den letzten Jahren zusehends in den Mittelpunkt politischen, gesellschaftlichen, wirtschaftlichen sowie wissenschaftlichen Interesses gerückt. Die Politik sah und sieht sich auch gegenwärtig dazu gezwungen, mittels immer neuer Regulierungen und Reglementierungen den Versuch zu unternehmen, die Ausgabenentwicklung im Gesundheitswesen zu dämpfen. Es bestand und besteht hierbei die große Gefahr, daß die Interessen der Betroffenen, allen voran die der Versicherten und jene der Leistungserbringer, immer weiter aus dem gesundheitspolitischen Blickfeld geraten.

Die ausschließliche Betrachtung des Gesundheitswesens unter Kostenaspekten greift zu kurz, denn als moderner Dienstleistungsbereich stellt das Gesundheitswesen zugleich eine Wachstumsbranche par excellence dar. Angesichts des weiter voranschreitenden medizinischen Fortschritts, des zunehmenden materiellen Wohlstandes und des gleichzeitigen Anstiegs der durchschnittlichen Lebenserwartung bieten sich ungeahnte Wachstumspotentiale. Der Titel Wachstumsmarkt Gesundheit gewinnt weiterhin an Bedeutung, wenn arbeitsmarktpolitische Aspekte des Gesundheitswesens in das Blickfeld geraten. Gesundheitsökonomische und gesundheitspolitische Fragestellungen werden immer mehr Gegenstand der Wirtschafts- und Gesellschaftspolitik, angefangen von der stets aktuellen Frage nach Rationierung und Rationalisierung bis hin zur ethischen Debatte über Präimplantationsdiagnostik und die Möglichkeiten der Genforschung.

Die Zielsetzung der vorliegenden Publikation ist es, einen Beitrag zur Analyse der Mängel des Gesundheitswesens und ihrer Ursachen zu leisten sowie vor allem mögliche Lösungswege unter dem besonderen Blickwinkel der innewohnenden Wachstumspotentiale aufzuzeigen. Infolge dieser Zielstellung und zur Beibehaltung der ursprünglichen Intention sind die Inhalte dieser Veröffentlichung bewußt allgemeinverständlich geschrieben worden. Mit einer derartigen Vorgehensweise versprechen sich die Autoren, eine breitere interessierte Öffentlichkeit zu erreichen, ohne die langfristige Reformen im wichtigen Gesundheitsmarkt nicht möglich sind.

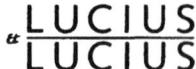 *Stuttgart*

Bei Fragen zur Produktsicherheit wenden Sie sich bitte an:
If you have any questions regarding product safety,
please contact:

Walter de Gruyter GmbH
Genthiner Straße 13
10785 Berlin
productsafety@degruyterbrill.com